W0256796

MONOGRAPHIEN AUS DEM GESAMTGEBIETE DER NEUROLOGIE UND
PSYCHIATRIE
HERAUSGEGEBEN VON
O. FOERSTER-BRESLAU UND **K. WILMANNS**-HEIDELBERG
HEFT 53

DIE DYNAMIK DER BLUTZIRKULATION IM GEHIRN

VON

DR. E. SEPP

PROFESSOR AN DER II. UNIVERSITÄT MOSKAU

MIT 19 ABBILDUNGEN

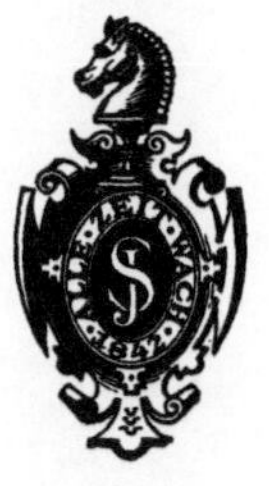

BERLIN
VERLAG VON JULIUS SPRINGER
1928

ISBN-13:978-3-642-88954-7   e-ISBN-13:978-3-642-90809-5
DOI: 10.1007/978-3-642-90809-5

Inhaltsverzeichnis.

Einleitung.

Die Funktion eines beliebigen tierischen Organes wird bestimmt nicht nur durch die Arbeitsfähigkeit der dasselbe zusammensetzenden Arbeitszellen, sondern auch durch den Zustand seines inneren Milieus, in welchem seine Zellen zu leben und sich zu betätigen haben. Somit hängt die Funktion des Organs in hohem Grade von der Vollkommenheit der Blutzirkulation und von der Vollkommenheit der Organisation des gesamten Systems ab, das die beste Zusammensetzung und die Konstanz der Zusammensetzung des inneren Milieus des Organs verbürgt.

Als völlig gerechtfertigt sind die Versuche des Anatomen Hindze zu betrachten, die Anzeichen geistiger Begabtheit nicht nur in der quantitativen oder qualitativen Entwicklung der Hirnrinde, sondern auch in der Entwicklung des Gefäßnetzes der Hirnrinde zu suchen, weil das Gehirn in dieser Hinsicht keine Ausnahme von den übrigen Organen darstellt.

In den letzten Jahren bildeten die Struktur und die Funktionen der verschiedenen Abschnitte des Gefäßsytems den Gegenstand zahlreicher Untersuchungen. An erster Stelle standen hier besonders die Capillaren.

All diese Arbeiten jedoch sind dem Studium eben von Abschnitten des Gefäßsystems überhaupt gewidmet, und wenn z. B. die Capillaren erforscht werden, so werden sie in den verschiedenen Organen erforscht, und die Eigenschaften der Capillaren überhaupt werden sodann verallgemeinert.

Indes besitzt jedes Organ, das eine bestimmte Aufgabe zu erfüllen hat und zu diesem Zwecke ganz spezieller Bedingungen der Blutversorgung benötigt, den gesamten Versorgungsapparat, die Arterien und die Venen und die Capillaren mit eingeschlossen, sowie Hilfssysteme, die an die speziellen Aufgaben angepaßt sind, welche von dem betreffenden Organ erfüllt werden. Da jeder Bestandteil des Versorgungsapparates hinsichtlich seiner Struktur und seiner Arbeit mit seinen übrigen Teilen in strengem Einklang steht, so ist es erforderlich, das Versorgungssystem oder das Zirkulationssystem in einzelnen Organen zu erforschen. Nur in diesem Falle können die Besonderheiten des Baues eines jeden einzelnen Bestandteiles begriffen werden.

Gegenwärtig ist die Ansicht verbreitet, daß das System des Blutkreislaufs im Gehirn sich von dem anderer Organe nicht unterscheidet. So stoßen wir z. B. bei Mingazzini auf folgende Behauptung: „La struttura dei vasi sanguigni del sistema nervoso centrale corrisponde a quella dei vasi sanguigni degli altri organi."

Bei den anderen Autoren, die sich mit der Erforschung des Gefäßsystems des Gehirns befaßten, finden wir überhaupt keine Erwähnung irgendeines radikalen Unterschiedes zwischen der Organisation des Blutkreislaufsapparates des Gehirns und der anderer Organe.

Indes ist das Blutversorgungssystem des Gehirns bei den Säugetieren vollkommen originell und weist eine größere Differenziertheit auf; speziell beim Menschen verfügt es über einen außerordentlich komplizierten Apparat der allgemeinen und der lokalen Blutverteilung, während er bei anderen Tieren, die eine weniger entwickelte Gehirnrinde besitzen, schwach ausgeprägt ist.

Trotzdem alle Autoren gewissermaßen stillschweigend die Gleichheit des Baues des Gefäßsystems des Gehirns und der übrigen Organe anerkennen, finden wir doch in verschiedenen Arbeiten eine große Anzahl von Angaben, die man zu einem System zusammenfassen kann und die auf die Eigenartigkeit der Struktur des Apparates für die Blutversorgung des Zentralnervensystems hinweisen.

Zweck der vorliegenden Arbeit ist es, in einem einheitlichen Gesamtbild die Dynamik des Blutkreislaufes im Gehirn als unerläßliche Vorbedingung der Gehirnfunktionen darzustellen, eine Vorbedingung, die sich entsprechend dem Wechsel der vom Gehirn in jedem gegebenen Augenblick zu erfüllenden Aufgaben ändert.

Obwohl die Literatur über einige hier berührte Fragen mitunter eine sehr große ist, ist es doch sehr schwierig, sie zu benutzen, weil die einschlägigen Arbeiten fast stets einen deskriptiven Charakter tragen und für die Klarlegung der Dynamik sehr wenig bieten. Deshalb werden die Literaturhinweise nicht sehr zahlreich sein, um so mehr als ich es mir nicht zur Aufgabe mache, der Literatur alles erschöpfend zu entnehmen, was irgendeine Beziehung zu meinem Thema haben könnte.

I. Die strukturellen Eigentümlichkeiten des Gefäßsystems des Gehirns.

1. Die elastische Membran der Capillaren.

Die erste Eigentümlichkeit des Baues der Gehirncapillaren, die Beachtung verdient, ist das Vorhandensein einer elastischen Membran. Bereits Ranvier hob hervor, daß die Wand der Gehirncapillare eine deutlich ausgeprägte doppelte Kontur besitzt, und sprach sich dahin aus, daß die Gehirncapillaren eine rudimentäre elastische Membran besitzen. Evensen konnte das Vorhandensein einer elastischen nicht gefensterten Membran in den Gehirncapillaren mit Hilfe der Resorzin-Fuchsinfärbung nach Weigert nachweisen.

Auf Präparaten, die nach dem Verfahren von Bielschowsky gefärbt sind, kann man eine homogene strukturlose Membran sehen, die infolge von Schrumpfung unregelmäßig gefaltet ist. Oberhalb dieser Membran sind Fasern belegen, die die Capillare in verschiedenen Richtungen umwinden und häufig sich längs derselben auf eine große Strecke hinziehen. Nicht selten kann man sich davon überzeugen, daß diese Fasern von den Gliafüßen ihren Ursprung nehmen.

Von welcher Bedeutung kann die elastische Membran in den Gehirncapillaren sein? Offenbar von derselben wie in den Arterien. In den Arterien besitzt sie zweifellos die Bedeutung einer Membran, welche die Dehnbarkeit des Gefäßes beschränkt. Diesen Schluß können wir sowohl auf Grund histologischer Bilder als auch auf Grund der Angaben über die Dehnbarkeit der verschiedenen Bestandteile der Gefäßwand ziehen.

Betrachten wir Querschnitte von Arterien auf Präparaten, so erblicken wir sie stets in kontrahiertem Zustande. Dabei sind alle Gewebe der Gefäßwand kontrahiert und nur die elastische Membran ist der Länge nach gefaltet. Bereits dieser eine Umstand weist darauf hin, daß die elastische Membran im Vergleich mit den übrigen Geweben des Gefäßes eine geringfügige Dehnungselastizität besitzt. Widrigenfalls würde sie sich, wenn sie während der Systole gedehnt wird, in der postsystolischen Periode nicht in Falten legen, sondern sich kontrahieren.

Wenden wir uns jedoch zu direkten vergleichenden Messungen der Dehnbarkeit der glatten Muskulatur und des elastischen Gewebes. Ich führe einige Angaben aus der Untersuchung von Triepel an:

Die Zugfestigkeit der glatten Muskulatur beträgt 0,040 kg/qmm.

Die Zugfestigkeit des elastischen Gewebes beträgt 0,132 kg/qmm. Der Dehnbarkeitsmodul der glatten Muskulatur sinkt mit der Steigerung der Belastung. Das elastische Gewebe jedoch weist das umgekehrte Verhältnis auf. Hier steigt der Dehnbarkeitsmodul mit der Steigerung der Belastung.

Vergleichen wir den Dehnbarkeitsmodul der glatten Muskulatur und des elastischen Gewebes bei dem gleichen Grad der Spannung (Belastung pro Einheit des Querschnittes), so beobachten wir folgende Verhältnisse:

Bei einer Belastung von 0,00062 kg pro 1 qmm beträgt der Dehnbarkeitsmodul der glatten Muskulatur 0,0015.

Bei einer Belastung von 0,00060 kg pro 1 qmm beträgt der Dehnbarkeitsmodul des elastischen Gewebes 0,0200.

Mit der Steigerung der Belastung steigt auch der Unterschied der Dehnbarkeit zwischen der glatten Muskulatur und dem elastischen Gewebe:

Bei einer Belastung von 0,00138 kg/qmm beträgt der Dehnbarkeitsmodus der glatten Muskulatur 0,0012. Bei einer Belastung von 0,00140 kg/qmm beträgt der Dehnbarkeitsmodul des elastischen Gewebes 0,0380.

Diese Spannungsgrößen kommen denen nahe, die die Arterienwandungen zu erleiden haben, und wir sehen nun, daß im passiven Zustande die Dehnbarkeit der glatten Muskulatur 30 mal so groß ist, als die des elastischen Gewebes.

Aus diesen Daten, sowie aus den histologischen Befunden ist klar ersichtlich, daß die wenig dehnbare und feste elastische Membran im Gefäß die Rolle eines Panzers spielt, das die Dehnbarkeit des Gefäßes beschränkt und im Falle einer nicht genügend aktiven Reaktion der Muskulatur die hydraulischen Schläge übernimmt.

Übertragen wir diese Bedeutung der elastischen Membran auf die Gehirncapillaren, so können wir sagen, daß ihre Anwesenheit in denselben in Form einer ununterbrochenen und dabei faltlosen Membran die Capillaren der Grundeigenschaft beraubt, die sie in den anderen Organen besitzen, nämlich der Eigenschaft sich beträchtlich auszudehnen.

Die Fähigkeit der Capillaren zu bedeutender Ausdehnung steht in engem Zusammenhang mit ihrer Fähigkeit zu transsudieren. Die lange Zeit hindurch herrschende Vorstellung, daß sich dabei Stomata öffnen, erfuhr gegenwärtig eine bedeutende Modifikation. Die Versuche von Krogh mit Tusche, deren Partikelchen eine Größe von 200 μ besaßen und die der Autor ins Blut einführte und sodann eine gesteigerte Transsudation hervorrief, zeigten, daß bei der dabei eintretenden sehr starken Transsudation mit der Bildung einer Stase in den Capillaren die Tuschepartikelchen die Capillarwand nicht passieren. Andererseits bewiesen Versuche mit der Einführung löslicher Stärke, deren Partikelchen eine Größe von 5 μ besitzen, daß die Capillarwand durchgängig ist. Somit ändert sich die Größe der Poren der endothelialen Wandung der Capillare je nach dem Grade ihrer Dehnung. Bekanntlich besitzt das Endothel der Capillaren ein verschiedenes Aussehen je nach dem Grade der Dilatation oder der Kontraktion. Mit dieser Frage beschäftigte sich Vimtrup. Er konnte feststellen, daß in der mäßig kontrahierten Capillare die Grenzen der Endothelzellen, die die Form von stark längs der Achse des Gefäßes ausgezogenen Rhomben besitzen, gebrochen und gezackt sind. Die Kerne sind von Eiform und ragen in das Lumen des Gefäßes hinein. In den dilatierten Capillaren hingegen besitzen die Endothelzellen geradlinige Grenzen, und ihre rhombenförmige Gestalt ist nicht so sehr stark in die Länge gezogen. In diesen Fällen stellt der Kern ein dünnes ovales Plättchen dar. Ist die Kontraktion eine hochgradige, so legt sich das Endothel in Falten von unregelmäßiger Form.

Was für einen Schluß kann man aus diesen Veränderungen der Gestalt der Endothelzellen der Capillare ziehen? Offenbar den Schluß, daß das Endothel der Capillaren zu einer aktiven Zusammenziehung nicht fähig ist, und wenn die

Capillare sich dennoch aktiv kontrahiert, so muß dies dadurch bedingt sein, daß kontraktile Elemente vorhanden sind, ähnlich denen, die wir in der Muskelschicht der Arterien besitzen.

Gegenwärtig werden bekanntlich als solche kontraktile Zellen der Capillaren die Zellen von Rouget betrachtet.

Auf Grund der jetzt bekannten Tatsachen kann man die Erscheinung der Transsudation von Blutplasma aus den Capillaren sich folgendermaßen vorstellen: Die plättchenförmige Endothelzelle besitzt eine netzartige Struktur, wobei die Maschen dieser Netze im allgemeinen den äußeren Konturen der Zelle entsprechen. Ist die Zelle von der Gestalt eines stark in die Länge gezogenen Rhombus, so sind die Maschen des Netzes so dicht zusammengepreßt, daß sie die Filtrierung der

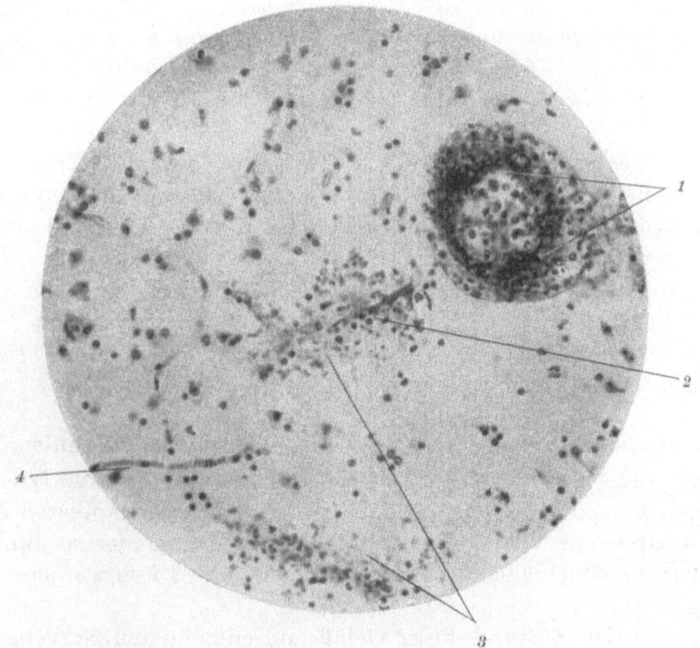

Abb. 1. Gehirnschnitt von Salvarsanencephalitis. 1. Ein erweitertes und eiterig trombosiertes Gefäß mit starker eiteriger Infiltration herum; 2. Ruptur der Capillare; 3. Hämorrhagie. Die Capillare (4) ist nicht erweitert und es ist kein entzündliches Infiltrat um dieselbe vorhanden.

Flüssigkeit erschweren. Erweitert sich jedoch die Capillare, so dehnen sich die Maschen aus und gewähren Partikeln von gewisser Größe die Möglichkeit, sie zu passieren. Auf diese Weise kann man die auf Grund von Beobachtungen festgestellte Tatsache des Vorhandenseins eines Parallelismus zwischen dem Grad der Dilatation der Capillaren und der Größe der Transsudation aus ihnen erklären.

Übertragen wir diese Vorstellungen von den Capillaren der anderen Organe auf die des Gehirns, so sehen wir, daß hier dank dem Vorhandensein einer ununterbrochenen, die Dehnbarkeit beschränkenden elastischen Membran eine irgendwie bedeutende Dilatation nicht stattfinden kann, und folglich kann ebensowenig auch eine Transsudation von Flüssigkeit aus den Capillaren in die Gewebe der Umgebung stattfinden.

Studieren wir den Zustand der Gehirncapillaren bei entzündlichen Prozessen und bei der Stauungshyperämie, so können wir uns davon überzeugen, daß in Fällen akutester Gehirnentzündung mit eitriger Infiltration um die Gefäße die Gehirncapillaren fast gar nicht dilatiert sind und um die Capillaren kein entzündliches Infiltrat vorhanden ist. Die entzündliche Gefäßreaktion ist im Gebiet der präcapillaren Arteriolae und der postcapillaren Venulae konzentriert (Abb. 1). Bei einer allgemeinen passiven Dilatation der Gefäße infolge von Stauungserscheinungen kann man bisweilen eine gewisse, im allgemeinen geringe Dilatation nicht nur der Arteriolae und Venulae allein, sondern auch eine solche der Capillaren feststellen. Diese Dilatation jedoch, die auf Rechnung der Dilatation der schwer dehnbaren elastischen Membran vor sich geht, hält keinen Vergleich mit der kolossalen Dehnung der Capillaren in den übrigen Geweben bei der Entzündung aus.

Somit *besitzen die Gehirncapillaren eine elastische Membran und unterscheiden sich von den Capillaren der anderen Organe dadurch, daß sie sich nicht dilatieren und nicht transsudieren. Folglich bilden sie nicht den Abschnitt des Gefäßsystems, wo ein Austausch zwischen dem Blut und dem inneren Milieu des Gehirns stattfindet.*

Wie sehr dieser Schluß paradoxal scheint, ist aus folgenden Worten von Mestrezat zu ersehen: „A priori ist es schwer einzusehen, warum die Capillaren in den Centren sich anders verhalten sollen als sonst überall. In Abrede stellen, daß sie in das Nervengewebe transsudieren heißt voraussetzen, daß sie vollkommen unnütz sind, was nicht der Fall sein kann . . .“ „Die Anwesenheit von Capillaren setzt das Vorhandensein einer lymphatischen Transsudation voraus.“ Wie wir weiter unten sehen werden, sind die Gehirncapillaren, auch wenn sie sich an der lymphatischen Transsudation nicht beteiligen, nicht unnütz.

2. Transsudierende Arteriolae und resorbierende Venulae.

Die zweite Eigentümlichkeit im Bau der Gehirngefäße, auf die Evensen die Aufmerksamkeit lenkte, besteht darin, daß die kleinen präcapillaren Arteriolae und die postcapillaren Venulae ihrer Struktur nach einander so ähnlich sind, daß sie fast nicht voneinander zu unterscheiden sind. Diese wie jene sind sehr dünnwandig.

Studiert man den Zustand dieser Gefäße im entzündeten Nervengewebe, so kann man sich leicht davon überzeugen, daß die Reaktionen, die wir in den anderen Organen im Gebiet der Capillaren beobachten, im Gehirn im Gebiet der prä- und postcapillaren Gefäße oder, wenn man andere Bezeichnungen anwendet, im Gebiet der Arteriolae und Venulae sich abspielen.

Im Buch von Spielmeyer, welches von der pathologischen Anatomie des Nervensystems handelt, stoßen wir ebenfalls beständig auf Veränderungen im Gebiete der Präcapillaren, während die Capillaren fast gar keine Erwähnung finden. Was die zahlreichen pathologisch-histologischen Arbeiten der vorausgegangenen Periode anlangt, so finden wir in denselben keine genügend exakte Abgrenzung zwischen den kleinen Gefäßen des Gehirns und den Capillaren im besonderen. Hieraus entspringen in den Beschreibungen die summarischen Hinweise auf die Gefäßreaktion unter Erwähnung der Capillaren. Dabei kann man sich leicht davon überzeugen, daß der Autor zwar Veränderungen im Gebiete der Präcapillaren beschreibt, aber sie als Capillaren bezeichnet.

Indes kann man sich leicht davon überzeugen, daß in Fällen von Gehirnentzündung die Leukocyten die Gefäße gerade auf dem Niveau der Präcapillaren verlassen und daß sie in dem Gebiet der Capillaren gar nicht vorhanden sind.

Wenn die pathologische Transsudation im Gehirn nicht aus den Capillaren, sondern aus den Präcapillaren erfolgt, so ist anzunehmen, daß auch die normale Transsudation aus dem gleichen Gebiet des Gefäßsystems erfolgt.

Wenn andererseits durch die Capillaren keine Transsudation erfolgt, so kann man mit großer Wahrscheinlichkeit annehmen, daß auch die Resorption nicht auf dem Niveau der Capillaren, sondern auf dem der postcapillaren Venulae vor sich geht.

Wie wir weiter unten sehen werden, unterscheiden sich die Gehirncapillaren von den Präcapillaren und Postcapillaren nicht nur durch ein geringeres Kaliber und durch ihre Unfähigkeit zur Dehnung, sondern auch durch die Abwesenheit einer Arachnoidalscheide. Somit unterscheiden sich die Gehirncapillaren hinsichtlich ihrer Struktur und ihrer Bedeutung für den Austausch zwischen dem Blut und dem inneren Milieu des Gehirns hochgradig von den Capillaren der anderen Organe, und diese Rolle beim Austausch im Gehirn übernehmen die Präcapillaren und Postcapillaren.

3. Fehlen eines lymphatischen Systems im Zentralnervensystem.

Eine dritte Eigentümlichkeit der Struktur des Gefäßsystems des Gehirns besteht darin, daß hier das Drainagehilfssystem fehlt, welches in allen andern Organen vorhanden ist und als lymphatisches bezeichnet wird.

In die Definition dessen, was man unter dem lymphatischen System zu verstehen hat, muß man Klarheit hineintragen, da nicht alle Autoren unter dieser Bezeichnung das gleiche verstehen.

So spricht Mestrezat von einer echten lymphatischen Zirkulation im Gehirn, ohne gleichzeitig das Vorhandensein von lymphatischen Gefäßen, die die Lymphe aus dem Gehirngewebe abführen, vorauszusetzen. Er spricht eigentlich von dem inneren Milieu des Gehirns, das unzweifelhaft fortbewegt wird, zirkuliert, von den Venulae resorbiert und durch neue Flüssigkeit ersetzt wird, welche im Bereich der choroidalen Drüsen und der Arteriolae austritt. Aber dies ist noch nicht das lymphatische System, das wir in den anderen Organen kennen. Dort erfolgt die Zirkulation des inneren Milieus auf die Weise, daß das innere Milieu durch die Flüssigkeit ergänzt wird, die aus den Capillaren transsudiert und durch das venöse Ende der Capillare resorbiert wird, und alles, was auf diesem Wege nicht resorbiert zu werden vermag, aller Überschuß, wird durch das lymphatische Drainagesystem entfernt. Die resorbierenden Enden dieses Drainagesystems tauchen in das innere Milieu, in die intercellulären Räume.

Somit muß man zwischen der Zirkulation des inneren Milieus und der Tätigkeit des lymphatischen Systems unterscheiden.

Daß das Gehirn ebenso wie alle Organe ein inneres Milieu besitzt, welches dank dem Austausch zwischen dem Blut und dem Milieu sich beständig ändert, unterliegt nicht dem geringsten Zweifel. Mit ganz genau der gleichen Bestimmtheit ist es jedoch festgestellt, daß das Gehirn kein Drainagehilfssystem besitzt, folglich verfügt es auch nicht über einen zweiten resorbierenden Apparat. Es kommt vollkommen damit aus, daß das innere Milieu von den Venulae resorbiert wird.

Wenig begründet ist die Behauptung von Tendeloo: „Ein Teil der Gehirnlymphe wird gewiß durch Lymphgefäße abgeführt, welche durch das Foramen jugulare die Schädelhöhle verlassen.“ Bereits der eine Umstand allein, daß das Gehirn ohne das Drainagehilfssystem auskommen kann, weist darauf hin, daß der Blutkreislauf im Gehirn auf ganz anderen Prinzipien aufgebaut ist als in den anderen Organen, die dieses Hilfsapparates bedürfen.

4. Die hydrodynamische Analyse der betrachteten drei Eigentümlichkeiten der Struktur des Gefäßsystems des Gehirns.

Ganz allgemein besteht das Schema des Blutkreislaufs in jedem beliebigen Organ, außer dem Gehirn, aus drei Teilen: einer das Blut zuführenden Arterie, einer transsudierenden und resorbierenden Capillare und einer abführenden Vene.

Der Blutdruck in der Arterie ist durchschnittlich höher als der im inneren Milieu (im Gewebe). Der Druck in der Vene ist im Durchschnitt niedriger als der Gewebsdruck.

Wäre die Blutströmung im Gefäßsystem eine gleichmäßige, so hätten wir eine stetige gleichmäßige Strömung der Flüssigkeit auch durch die Gewebe: Aus dem

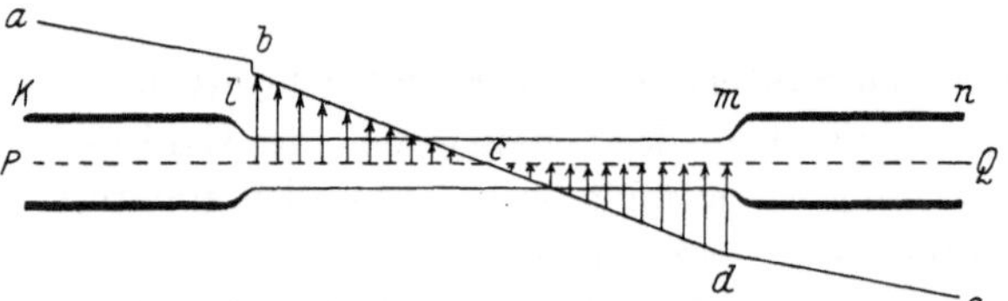

Abb. 2. Schema der Beziehung des Intravaculärdrucks zum Gewebsdrucke in allen Organen (außer Gehirn), die Lymphsystem haben. *PQ* Niveau des Gewebsdrucks; *abcde* Kurve eines mittleren. Intravasculärdrucks; *kl* Arterie; *mn*, Vene. Da der Intravasculärdruck schwankt. so pendelt der Nullpunkt *c* nach rechts und links, wobei die Capillare bald transsudiert bald resorbiert.

arteriellen Ende der Capillare würde die Flüssigkeit infolge des Druckunterschiedes in das innere Milieu treten und von hier aus infolge der gleichen Druckdifferenz von dem venösen Ende der Capillare resorbiert werden. Im mittleren Teil der Capillare müßte der Druck dem Gewebsdruck gleich sein, und deshalb müßte in diesem Bezirk weder eine Transsudation noch eine Resorption erfolgen. Hier wäre der Nullpunkt (Abb. 2).

Aber dies wäre nur dann der Fall, wenn die Blutströmung eine gleichmäßige wäre. Das Bild ändert sich gänzlich bei der pulsierenden Fortbewegung. Während der Systole verschiebt sich der Nullpunkt zum venösen Ende der Capillare hin, und möglicherweise ist auch in dem ganzen Bezirk der Capillare, der an dem Austausch mit dem inneren Milieu teilnimmt, der Druck höher als der Gewebsdruck. In der postsystolischen Periode treten umgekehrte Verhältnisse ein.

Außerdem kompliziert sich die Lage hochgradig noch durch den Umstand, daß wir es hier nicht mit einem einfachen System von Röhren zu tun haben, durch welche eine indifferente Flüssigkeit strömt, sondern mit einem System colloidaler Strukturen in ihrer komplizierten Wechselwirkung mit chemisch sich ändernden Flüssigkeiten. Die Erscheinungen der Transsudation werden nicht nur von dem Druck innerhalb der Gefäße beeinflußt, sondern auch von dem osmotischen Druck und von dem Einfluß der nervösen Regulatoren auf den Ausdehnungsgrad der Capillaren.

Unter diesen Umständen kann die Capillare, die zwei Aufgaben, die Transsudation und die Resorption, zu erfüllen hat, diese nicht gleichmäßig erfüllen.

Besonders bleibt während der gesteigerten Blutversorgung des funktionierenden Organs die Resorption hinter der Transsudation zurück.

Der infolgedessen entstehende Überschuß wird nun durch das Drainagesystem entfernt.

Wäre zwischen den Anfangsteil der Capillare, der hauptsächlich transsudiert, und ihren venösen Teil, der hauptsächlich resorbiert, ein bedeutendes Hindernis für den Blutstrom eingeschaltet, so müßte die Teilung der Funktionen zwischen den beiden Enden der Capillare zu einer mehr beständigen werden. Bei einem bedeutenden Hindernis im mittleren Teil der Capillare würde der Nullpunkt beständiger im Bereich eines solchen Hindernisses verharren.

In den Gehirngefäßen finden wir nun ein derartiges Hindernis, das in den Bezirk des Gefäßsystems eingeschaltet ist, welcher transsudiert und resorbiert, d. h. die Rolle spielt, die in den anderen Organen die Capillaren spielen.

Der (arterielle) Anfangsbezirk der Capillare hat sich hier in eine präcapillare, dünnwandige, zur Dehnung, Transsudation und entzündlichen Reaktion fähige Arteriola verwandelt. Der (venöse) Endbezirk der Capillare hat sich hier in eine ebenso dünnwandige, dehnbare, durchgängige, postcapillare Venula verwandelt. Das Hindernis nun, welches hier zwischen diese beiden Abschnitte der permeablen Gefäße eingeschaltet ist, ist die Gehirncapillare (Abb. 3).

Sie stellt ein großes Hindernis dar, nicht nur infolge ihrer Enge und Länge (der Durchmesser

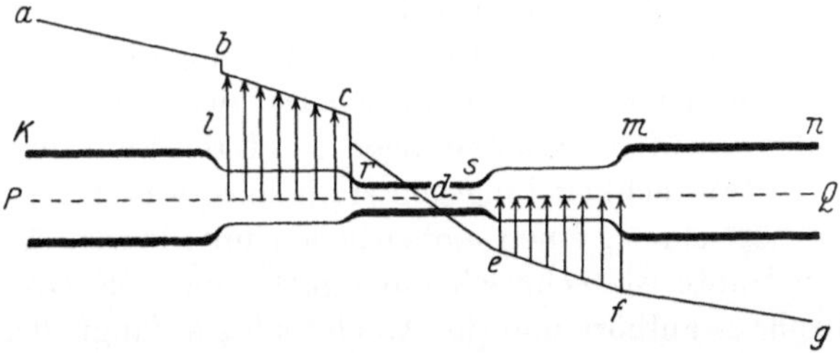

Abb. 3. Schema wie in Abb. 2, aber in Bezug auf die Gehirngefäße. *PQ* Niveau des Gewebsdrucks; *abcdefg* Kurve des Intravasculärdrucks; *kl* zuführende Arterie; *lr* transsudierende Präcapillare; *rs* undehnbare Capillare; *sm* resorbierende Venule; *mn* wegtragende Vene.

einer Capillare des Kleinhirns z. B. beträgt etwa 2 Mikronen, und ihre Länge beträgt im Mittel 600 Mikronen), sondern auch hauptsächlich infolge ihrer Undehnbarkeit.

Die lebendige Kraft der Pulswelle wird von den dehnbaren Capillaren verbraucht. Hier dagegen findet dies nicht statt, und deshalb steigt der Seitendruck in den Präcapillaren hochgradig während der Systole und sinkt nach derselben. Dank dem Widerstand in der Capillare ist die Amplitude der Druckschwankung in den Präcapillaren bedeutend ausgiebiger als in den andern Arterienabschnitten. Gleichzeitig damit steigt der Druckunterschied zwischen der Präcapillare und Postcapillare an. Durch die Größe dieses Unterschiedes wird jedoch nicht nur die Strömungsgeschwindigkeit des Blutes durch die undehnbare Capillare, sondern auch die Geschwindigkeit der Zirkulation des inneren Milieus von der Präcapillare zur Postcapillare bestimmt.

5. System der Zirkulation der Cerebrospinalflüssigkeit.

a) Die Arachnoidalhöhle.

Die vierte Eigentümlichkeit der Struktur des Versorgungsapparates des Gehirns besteht darin, daß ein System der Zirkulation einer besonderen Flüssigkeit

vorhanden ist, die zum inneren Milieu des Gehirns gehört und als Cerebrospinalflüssigkeit bezeichnet wird. Ihre Strömungsbahnen sind zu einem bedeutenden
Teil in den Gehirnhäuten belegen, und deshalb wird es am angebrachtesten sein,
das Studium dieses Hilfssystems der Zirkulation mit einer genaueren Betrachtung
der Gehirnhäute zu beginnen.

In der deskriptiven Anatomie unterscheidet man drei Gehirnhäute: die Dura
mater, die Arachnoidea und die Pia mater. Die Dura mater ist in der Schädelhöhle mit dem inneren Periost der Schädelknochen verwachsen. Die Arachnoidea
liegt ihr an. Die Pia mater ist mit der Grenzschicht der Glia verwachsen, die in
einer ununterbrochenen Schicht das Gehirn bedeckt. Da die gefurchte Gehirnoberfläche nicht der inneren Fläche des Schädels entspricht, so sind in dem Gebiet
der Furchen und der Vertiefungen zwischen der Arachnoidea und der weichen
Gehirnhaut Räume vorhanden, die als subarachnoidale bezeichnet werden. An
den konvexen Teilen des Gehirns sind die Arachnoidea und die Pia mater miteinander verwachsen. Die subarachnoidalen Räume sind von feinsten Fasern
und Häutchen durchzogen, woher die Spinnwebenhaut ihren Namen erhalten hat.

Dies ist in allgemeinen Zügen die allgemein gebräuchliche Gliederung der Gehirnhäute. Ihr zugrunde gelegt ist ein rein topisches Prinzip, das einzig mögliche
in der Zeit, wo die funktionelle Bedeutung dieser Gebilde nicht genügend bekannt
war. In der Gegenwart jedoch ist diese Einteilung veraltet und stellt für die
Bildung richtiger Vorstellungen von ihren Funktionen ein Hindernis dar.

In Wirklichkeit hingegen stellt dies, was die Anatomen als Arachnoidea und
Pia bezeichnen, einen einheitlichen unteilbaren Apparat dar. Seine Teilung in
zwei Häute ist technisch unmöglich, und eine Grenze zu ziehen, wo die weiche
Hirnhaut aufhört und die Arachnoidea anfängt, liegt keine Möglichkeit vor. An
denjenigen Teilen, wo Höhlungen vorhanden sind, sehen wir eine Verdichtung
der Häute, je mehr wir uns der Grenzschicht der Glia nähern.

Embryologisch ist eine solche Teilung deswegen durch nichts gerechtfertigt,
weil bei der Entwicklung des Hirnhautsystems in der Dicke einer einzigen zusammenhängenden Haut sich Höhlungen einzustellen beginnen.

Am wenigsten ist jedoch eine derartige Einteilung vom physiologischen Standpunkt zulässig, da jede von diesen beiden Häuten keine besondere Funktion besitzt, sondern das gesamte Gebilde im ganzen funktioniert und schematisch betrachtet einen Sack darstellt, dessen Wandungen stellenweise miteinander verklebt sind und dessen Höhle mit Flüssigkeit gefüllt ist. Mit seiner einen Wand
liegt dieser Sack der Gehirnoberfläche an und ist mit der gliösen Schicht verwachsen, während er mit seiner andern Wand der Innenfläche der harten Hirnhaut anliegt.

In der Folge wollen wir ihn Arachnoidalsack nennen, weil in seiner mit
Cerebrospinalflüssigkeit gefüllten Höhle Fäden und Häutchen wie ein Spinnge-
webe sich hinziehen. Da der Arachnoidalsack zwei Funktionen ausübt, so entspricht auch seine Struktur diesen beiden Bestimmungen. Die erste Funktion
besteht in dem hydraulischen Schutz des Gehirns, um dessentwillen auch die mit
Flüssigkeit gefüllte Arachnoidalhöhle existiert. Nebenbei bewerkt, wird diese
Flüssigkeit als Material für das innere Milieu des Gehirns benutzt. Die zweite
Funktion besteht in dem Schutz gegen Infektion auf den Wegen zur Gehirnsubstanz. Als Apparat, der sehr aktiv das Gehirn verteidigt, ist das Arachnoidalgewebe aus retikulo-endothelialem Gewebe aufgebaut, welches zu reaktiven Meta-

plasien in hohem Grade fähig ist. Von außen ist dieser ganze Schutzapparat des Gehirns mit einer zusammenhängenden Endothelschicht bedeckt. Alle miteinander kommunizierenden Höhlen sind, wie bereits früher erwähnt, mit einem sehr empfindlichen Endothel ausgekleidet.

Indem wir mit Arachnoidalsack den einheitlichen Apparat bezeichnen, der in der Anatomie in eine Arachnoidea und in eine Pia mater eingeteilt wird, werden wir die Wand desselben, die der harten Hirnhaut anliegt, als äußere und die Wand, die mit der gliösen Grenzschicht verwachsen ist, als innere bezeichnen. Die Höhle, in welcher die Cerebrospinalflüssigkeit zirkuliert, wird somit nicht als subarachnoidale, sondern als arachnoidale bezeichnet werden.

Ich bin mir all der Unbequemlichkeiten des Ersatzes einer Terminologie durch eine andere wohl bewußt, glaube jedoch, daß der Denkökonomie zuliebe eine solche Änderung vorgenommen werden muß, sonst werden die unzutreffenden morphologischen Vorstellungen unausbleiblich nach wie vor die dynamischen Vorstellungen ungünstig beeinflussen.

Jetzt wenden wir uns zu den Beziehungen zwischen dem Arachnoidalsack, der das gesamte Zentralnervensystem dicht umhüllt, und den Bahnen, in denen der Verkehr zwischen dem Zentralnervensystem und den übrigen Teilen des Organismus vor sich geht, d. h. den Nervenwurzeln und den Gefäßen, welche in das Zentralnervensystem eintreten.

Die cerebralen und spinalen Wurzeln, die durch die Arachnoidalhöhle durchtreten, sind mit dem gleichen Endothel bekleidet wie alle inneren Teile des Arachnoidalsackes. Diese Haut der Nervenwurzeln setzt sich an der Peripherie bis zum intervertebralen Ganglion in den spinalen Nerven fort und verschmilzt hier mit der Außenwand des Arachnoidalsackes, indem sie eben hierdurch die Arachnoidalhöhle gegen die Lymphräume des peripherischen Nervensystems abschließt. Übrigens ist die Möglichkeit einer Kommunikation, und sei es auch einer sehr engen, zwischen der Arachnoidalhöhle und der endoneuralen nicht ausgeschlossen. Auf diese Verhältnisse werden wir ausführlicher eingehen, sobald von den Wegen der Resorption der Cerebrospinalflüssigkeit die Rede sein wird. An drei Stellen weist der Arachnoidalsack lange Auswüchse aus der Schädelhöhle auf, und zwar den Nervenbahnen entlang. Die erste Stelle sind die Riechnerven. Hier treten längs der Fila olfactoria die Fortsätze des Arachnoidalsackes aus der Schädelhöhle und treten in der Riechsphäre der Nase in engen Kontakt mit den Lymphräumen der Schleimhaut. In mechanischer Beziehung ist dieser Ort der schwächste in dem gesamten Arachnoidalsack, und es kommen Fälle vor, wo gerade an diesem Punkte die Gehirnflüssigkeit spontan aus der Nase fließen kann. Der zweite Ort, an dem der Arachnoidalsack aus der Schädelhöhle hervorquillt, ist der Sehnerv, der bekanntlich seiner Struktur nach kein peripherer Nerv mit Schwannscher Scheide ist, sondern ein Bündel von Nervenfasern des Zentralnervensystems mit Gliagewebe als Hilfsbestandteil. Es ist nun ganz natürlich, daß dieser Nerv in seinem ganzen Verlauf mit dem gleichen Hautapparat bedeckt ist wie das übrige Zentralnervensystem, und hier erreicht der Arachnoidalsack den Augenhintergrund. Die dritte Stelle, an der der Arachnoidalsack aus dem Schädel hervorquillt — und an dieser Stelle ist die Schwellung am bedeutendsten — ist das Gebiet des inneren Ohres. Das gesamte sogenannte perilymphatische System stellt eine direkte Fortsetzung des Arachnoidalsackes in das innere Ohr hinein dar.

Weit zahlreicher sind die Vorwülstungen des Arachnoidalsackes in das Zentralnervensystem hinein. Jedes Gefäß, das in die Gehirnsubstanz eindringt, wird von einem dasselbe umkleidenden Fortsatz des Arachnoidalsackes begleitet. Das, was als Adventitia der Gehirngefäße gemeinhin bezeichnet zu werden pflegt, ist im Grunde genommen eine Fortsetzung des Arachnoidalsackes längs des Gefäßes, und das, was man als Adventitialraum von Virchow-Robin zu bezeichnen pflegt, ist im Grunde genommen eine Fortsetzung der Arachnoidalhöhle, welche das in die Tiefe des Gehirns eindringende Gefäß begleitet. Wie mit Sicherheit festgestellt ist, begleiten diese Fortsätze des Arachnoidalsackes die Gehirngefäße bis in ihre feinsten Verzweigungen hinein, ohne sich auf die Capillaren zu erstrecken. Die Fortsätze des Arachnoidalsackes, die um die Gefäße herum in das Innere des Zentralnervensystems eindringen, bezeichne ich als *Arachnoidalscheide* des Gefäßes und will dadurch ihren Unterschied in funktioneller Hinsicht von dem betonen, was in den andern Organen als Adventitia der Gefäße bezeichnet wird, und die völlige Identität ihrer Funktionen mit denen des Arachnoidalsackes. In dem Umstand, daß die Arachnoidalscheide der Gefäße, welche die Arterien und die Venen des Gehirns bekleidet, sich nicht auf die Capillaren erstreckt, besitzen wir ein ausgeprägtes Kennzeichen, das die Capillaren von den andern kleinen Gefäßen unterscheidet.

Betrachten wir die Arachnoidalhöhle von dem uns hier interessierenden Standpunkt aus, so sehen wir, daß sie außerordentlich zerteilt ist, daß die in ihr sich ausbreitenden Gefäße an der Oberfläche der Gehirnsubstanz belegen sind, bisweilen in einer besonderen kleinen Furche, wie dies im Kleinhirn der Fall ist. Oberhalb des Gefäßes sind die mächtigsten Schichten des Arachnoidalgewebes belegen. Ferner sehen wir, daß am dichtesten das häutige Arachnoidalgewebe an der Innenwand des Arachnoidalsackes belegen ist. Wir können die gesamte Höhle in Kammern zweifacher Art einteilen: in solche, welche die Gefäße begleiten, und in äußere, geräumigere und durch die Häute weniger zerteilte. Diese letzteren sind die am meisten aufnahmefähigen und bilden stellenweise die sogenannten Zisternen. Zu den größten Zisternen gehören folgende zwei: die große Zisterne oder die subcerebellare belegen zwischen dem Kleinhirn und dem hintern Teil der Medulla oblongata, und die Basalzisterne, belegen an der Basis des Großhirns im Gebiet des Circulus arteriosus Willisii.

Diese beiden größten Zisternen sind miteinander durch drei sogenannte Flumina vereinigt. Das stärkste von ihnen verläuft an der Basis der Brücke längs der Art. basilaris, die beiden andern an den Seitenflächen der Brücke.

Aus der Basalzisterne verlaufen längs der großen Gehirngefäße Flumina, Rivi, Rivuli an der konvexen Fläche des Gehirns. In den Furchen vereinigen sich diese Ströme mit den Seen. Am Rückenmark besitzen wir eine sehr weite Höhle, die das Rückenmark recht gleichmäßig umfaßt. Diese Höhle kommuniziert direkt mit der großen Zisterne (Abb. 4 und 5).

Versuche mit Injektion der Arachnoidalhöhle zeigen mit aller Klarheit, daß all ihre Kammern ungeachtet des Spinngewebes miteinander kommunizieren. Es liegen jedoch zahlreiche Tatsachen vor, die darauf hinweisen, daß für die Flüssigkeitszirkulation nicht alle Kammern von der gleichen Bedeutung sind, daß in diesem ausgedehnten und komplizierten System miteinander kommunizierender Seen gewisse Strömungen sich bemerkbar machen. Zu diesen Tatsachen gehört vor allem die Verteilung der Infektionserreger, die in einen bestimmten Abschnitt der Arachnoidalhöhle eindringen.

Bekanntlich verteilen sich die in die Arachnoidalhöhle eindringenden Tuberkelbazillen in dieser Höhle und werden in Form von Tuberkeln nicht gleichmäßig fixiert, sondern längs der Gefäße, ganz besonders längs der großen Arterien. Die Verteilung der Tuberkeln bei der tuberkulösen Meningitis kann bis zu einem gewissen Grade auf den Verlauf der Hauptströmungen der Flüssigkeit in der Arachnoidalhöhle hinweisen. Gleich verteilt ist auch die entzündliche Reaktion beim Eindringen des Meningokokkus in die Arachnoidalhöhle, obwohl hier die Lokalisation eine mehr verschwommene ist.

Unter anderem gehört zu dieser Kategorie von Erscheinungen die Beobachtung von Stern; auf Grund dieser Beobachtung spricht sich der Autor dahin aus, daß die Cerebrospinalflüssigkeit aus den Ventrikeln durch das Nervengewebe

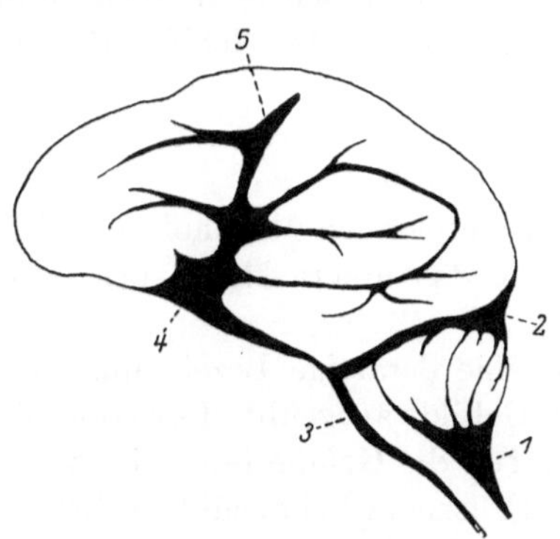

Abb. 4. Schema der Verteilung der Cerebrospinalflüssigkeit an der äußeren Oberfläche des Gehirns (Duret). *1* Lacus cerebellaris inferior (Cisterna subcerebralis); *2* Lacus cerebellaris superior; *3* Lacus bulbo-spinalis; *4* Lacus fossae Sylvii; *5* Flumen sulci centralis.

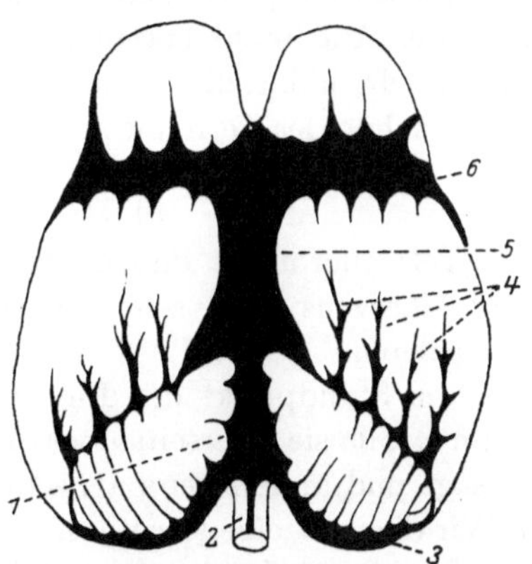

Abb. 5. Schema der Verteilung der Cerebrospinalflüssigkeit an der Gehirnbasis (Duret). *1* Canalis basilaris; *2* Canalis medullaris anterior; *3* Lacus cerebellaris inferior; *4* Flumina; *5* Lacus centralis (Basalzisterne); *6* Lacus fossae Sylvii.

in die Arachnoidalräume der Außenfläche des Gehirns zirkuliert. Diese Beobachtung besteht darin, daß Stoffe, welche direkt in die Arachnoidalräume eingeführt werden, weniger in das Nervengewebe eindringen, als Stoffe, welche in die Ventrikel eingeführt werden. Und in der Tat, während die letzteren Stoffe in die Hauptströme der Cerebrospinalflüssigkeit gelangen, die längs der Arterien belegen sind, und deshalb rasch und weit sich über das ganze Gefäßsystem des Gehirns und über die gesamte Gehirnsubstanz ausbreiten, sind die ersteren von beschränkter Wirkung auf das nervöse Gewebe und werden in das Nervengewebe über eine größere Fläche hin nur in dem Fall resorbiert, wenn sie von einer in der Nähe verlaufenden bedeutenderen Strömung ergriffen werden. Zu dieser Frage kehren wir noch zurück, wenn wir die Zirkulation der Cerebrospinalflüssigkeit betrachten werden. Wir werden sodann sehen, daß das von Stern angegebene Schema gerade deswegen nicht exakt ist, weil die verschiedene Beteiligung der verschiedenen Abschnitte der Arachnoidalhöhle an der Fortbewegung der Cerebrospinalflüssigkeit nicht berücksichtigt wurde.

Genaue topographische Angaben über die verschiedenen Gebiete der Arachnoidalhöhle sind bis jetzt fast gar nicht erbracht worden. Diese Lücke wird zu einem bedeutenden Teil durch die Ergebnisse von Boß ausgefüllt, der in seiner Arbeit unter anderem hervorhebt, daß die Cisterna pontis media die Gestalt eines Kanales besitzt, innerhalb dessen die Art. basilaris verläuft, und von der Cisterna pontis lateralis durch eine dickere Arachnoidalhaut getrennt ist. Dieses anatomische Detail werden wir bei der Betrachtung der bewegenden Kräfte der Zirkulation der Cerebrospinalflüssigkeit in Betracht ziehen.

Somit ist die Höhle, in welcher die Cerebrospinalflüssigkeit zirkuliert, die Arachnoidalhöhle mit all ihren äußeren und inneren Fortsätzen. Dies bedeutet jedoch nicht, daß die Fortbewegung der Flüssigkeit in dieser Höhle sich nach allen Richtungen hin unter den gleichen Bedingungen vollzieht. Dank der Struktur des Arachnoidalgewebes und seinem Verhalten zu den arteriellen Gefäßen, erfolgt die Strömung der Flüssigkeit innerhalb der Arachnoidalhöhle in bestimmten Bahnen, die hauptsächlich um die großen Arterien herum verlaufen. Die äußeren Teile der Arachnoidalkammern der Gehirnoberfläche stellen mehr oder weniger stille Buchten dar, die, wenn auch nicht absolut, doch von den Gefäßen der häutigen Arachnoidea getrennt sind.

b) Die choroidalen Drüsen.

„Tela choroidea, Plexus choroideus" — so bezeichnen Morphologen für das Centralnervensystem sehr wichtige Organe, die das innere Milieu des Gehirns produzieren.

Vom Standpunkt der Physiologie aus ist eine derartige Bezeichnung unannehmbar, da sie einerseits über die von diesem Gebilde ausgeübte Funktion nichts aussagt und andererseits als seinen zentralen Teil die Gefäße hinstellt, während in Wirklichkeit eine spezifische Funktion das Drüsenepithel ausübt, während die Gefäße ebenso wie überall auch in diesem Organ nur eine dienende Rolle spielen.

Wiederum liegt die Notwendigkeit vor, eine veraltete, obwohl festgewurzelte Bezeichnung durch eine solche zu ersetzen, die der Funktion des Organs gerecht wird. In der Folge werde ich das, was unter der Bezeichnung Tela choroidea und Plexus choroideus bekannt ist, als *Glandula choroidea* bezeichnen.

Solcher Drüsen gibt es im Gehirn zwei Paare: das hintere Paar ist im Gebiet des Hinterhirns belegen, das vordere im Gebiet des Vorderhirns. Sie scheiden Cerebrospinalflüssigkeit in die Ventrikel des Vorder- und Hinterhirns aus. Von hier aus strömt diese Flüssigkeit an die Gehirnoberfläche in die Arachnoidalhöhle durch die Öffnungen von Magendie und Luschka. Von der ungeheuren Literatur über die sekretorische Tätigkeit der Choroidaldrüsen wollen wir bloß auf einige Arbeiten eingehen, die verschiedene Anschauungen zum Ausdruck bringen.

Am verbreitetsten ist die zuerst von Faivre und sodann von Luschka ausgesprochene Ansicht, daß die Cerebrospinalflüssigkeit ein Produkt der sekretorischen Tätigkeit der Choroidaldrüsen sei. Zur Bestätigung dieser Ansicht nahmen Petit und Girard einige histologische Untersuchungen vor. Sie lenkten die Aufmerksamkeit auf den Umstand, daß nicht alle Zellen des Epithels der Choroidaldrüsen das gleiche Aussehen besitzen, ebenso wie wir es in anderen Drüsen antreffen. Diese Ungleichheit deuteten sie als einen Ausdruck für die verschiedenen Stadien der sekretorischen Tätigkeit.

Eine andere Erscheinung, die in dem gleichen Sinn gedeutet wurde, bestand darin, daß bei der Einwirkung einiger reizenden Stoffe, wie z. B. von Äther, das Epithel höher wird, und eine Teilung in zwei Zonen deutlicher hervortritt, wobei die periphere sich vergrößert und in derselben sich hyaline Körner in einer größeren Menge, als es unter normalen Verhältnissen der Fall ist, bilden.

Im Einklang damit steht auch die Beobachtung von Capelletti, daß bei der Injektion von Pilocarpin oder Äther die Menge der ausfließenden Cerebrospinalflüssigkeit zunimmt.

Obgleich all diese Angaben mit Bestimmtheit dafür sprechen, daß die Glandulae choroideae Cerebrospinalflüssigkeit ausscheiden, so gestattet doch jede von ihnen auch eine andere Deutung.

Den überzeugendsten Beweis dafür, daß die Cerebrospinalflüssigkeit in ihrer Hauptmenge, wenn nicht ausschließlich, ihren Ursprung der sekretorischen Tätigkeit der choroidalen Drüsen verdankt, lieferte meines Erachtens die Arbeit von Dandy, der die Choroidaldrüse eines Seitenventrikels entfernte und das Foramen Monroi des anderen schloß. Drei Monate nach der Operation stellte es sich heraus, daß der der Choroidaldrüse beraubte Seitenventrikel bis auf eine kleine Spalte reduziert war, während der Seitenventrikel, dessen Ausgang geschlossen war, hydrozephalisch ausgedehnt war.

In pathologischen Fällen finden wir ebenfalls bisweilen diese oder jene Öffnung zwischen den Ventrikeln geschlossen, und in diesen Fällen ist das Ergebnis das gleiche wie bei der von Dandy experimentell vorgenommenen Schließung.

Der Versuch von Dandy gewährt jedoch die Möglichkeit, nicht nur zu behaupten, daß die Cerebrospinalflüssigkeit von den Glandulae choroideae ausgeschieden wird, sondern auch daß die gesamte in den Seitenventrikeln befindliche Flüssigkeit nur das Sekret dieser Drüsen ist. Sonst hätte sich in dem Seitenventrikel, welcher der Choroidaldrüse beraubt worden war, eine solche vollkommene Verödung nicht eingestellt.

Einige Untersuchungen scheinen dafür zu sprechen, daß die Choroidaldrüsen nicht nur die Cerebrospinalflüssigkeit ausscheiden, sondern auch resorbieren. Ein Farbstoff, der in die Seitenventrikel eingeführt wird, dringt in das Epithel der Choroidaldrüsen ein. Es liegt jedoch kein ausreichender Grund vor, diese Tatsache als Hinweis auf eine resorbierende Funktion der Choroidaldrüsen zu deuten. In der Tat, wenn die Choroidaldrüsen in einem irgendwie bedeutenden Grade zu resorbieren imstande wären, so würden wir an der Grenze zwischen der Cerebrospinalflüssigkeit und dem Choroidalepithel einen umkehrbaren Prozeß besitzen, und es könnten dann nicht hydrozephalische Erscheinungen in den Fällen einer Erschwerung des Abflusses der Flüssigkeit aus den Seitenventrikeln eintreten, was dem wirklichen Sachverhalt widerspricht.

Wenn das Choroidalepithel fähig ist, einen Farbstoff zu adsorbieren, so beweist dies noch nicht, daß es auch fähig ist, ihn weiter ins Blut zu befördern. Erscheinungen von Diffusion gelöster Stoffe ungeachtet von Barrieren und bestimmter Strukturen treffen wir im lebenden Organismus überall an. Diese Diffusionsströme spielen praktisch jedoch eine sehr geringe Rolle. Absolute Strukturen und darunter absolute Barrieren gibt es im Organismus nicht. Durch diese Diffusion können wir die Färbung des Choroidalepithels erklären. Und nichtsdestoweniger findet eine Resorption der Cerebrospinalflüssigkeit durch die

Glandulae choroidae nicht statt, da sogar bei hohem Druck innerhalb der Seitenventrikel die Flüssigkeit in denselben zuzunehemen fortfährt.

Außer der dargelegten Ansicht von der sekretorischen Tätigkeit der Choroidaldrüsen existiert noch eine andere, ziemlich weit verbreitete, die darauf hinausläuft, daß abgesehen von den Choroidaldrüsen an der Ausscheidung von Cerebrospinalflüssigkeit sich auch andere Gebilde beteiligen.

An erster Stelle steht hier das Ependym der Ventrikel. Als Grund für diese Ansicht diente die Beobachtung von Francini, der nach der Injektion von Äther sekretorische Erscheinungen am Ependym der Ventrikel beobachtete. Aber hiermit sind im Grunde genommen alle Argumente zugunsten der Beteiligung des Ependyms an der Sekretion von Cerebrospinalflüssigkeit auch erschöpft. Die von einigen Autoren ausgesprochenen Erwägungen, daß nämlich das Epithel der Choroidaldrüsen eine unmittelbare Fortsetzung des Ependyms der Ventrikel ist und deshalb ihre Funktionen die gleichen sein können, dürfen wohl kaum als schlagendes Argument betrachtet werden. Andererseits weist der Dandysche Versuch mit der Entfernung der Choroidaldrüse darauf hin, daß beim Fehlen der Drüse im Seitenventrikel eine Ausscheidung von Zerebrospinalflüssigkeit nicht statthat. Außerdem besitzen die Glandulae choroideae einen ungeheuren Blutversorgungsapparat mit außerordentlich weiten Capillaren. Aus der kolossalen Blutmenge wählen die Choroidaldrüsen die erforderlichen Bestandteile der Cerebrospinalflüssigkeit heraus. Auf welche Weise könnten nun diese Arbeit die recht kleinen, häufig platten und einer Blutzufuhr entbehrenden Ependymzellen verrichten?

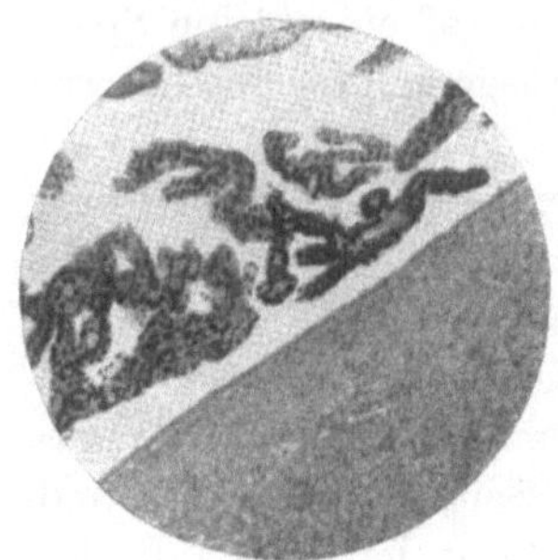

Abb. 6. Lipoidkörnchen in Choroidalepithel; völlige Abwesenheit solcher im Ependym.

Wie hinsichtlich seiner Reaktionen und seines speziellen Stoffwechsels das Ependym dem Choroidalepithel wenig ähnlich ist, ist aus dem Mikrophotogramm zu ersehen, welches vom Gehirnpräparat eines durch Chloroform getöteten Kaninchens aufgenommen wurde. Das Präparat ist nach Busch mit Osmiumsäure gefärbt. Hier sehen wir eine außerordentlich große Anzahl von Lipoidkörnchen und von bedeutenden Tröpfchen im Choroidalepithel und nicht die geringste Andeutung auf die Anwesenheit derartiger Körnchen im Ependym (Abb. 6).

Die eigenartige Natur der Cerebrospinalflüssigkeit ist unzweifelhaft das Ergebnis der Tätigkeit eines sehr spezialisierten Organs, und es liegt nicht der geringste Grund zur Annahme vor, daß die gleiche Funktion vom Ependym ausgeübt werden könnte, welches die für eine Drüse erforderliche Struktur nicht besitzt.

Als die nächste Quelle, der die Cerebrospinalflüssigkeit entstammt, betrachten einige Autoren das innere Milieu des Gehirngewebes. So beruft sich Menninger in seinem Übersichtsreferat auf die Versuche von Weed, der in die Arachnoidalhöhle unter hohem Druck Eisensalze einführte und sie in der Arachnoidalscheide der Gehirngefäße nachweisen konnte. Es liegt auf der Hand, daß diese Versuche nichts anderes beweisen als nur dies, daß die Arachnoidalscheide der Gehirngefäße mit der Arachnoidalhöhle direkt kommuniziert, da das unter hohem Druck erfolgende Eindringen von Flüssigkeit aus der Arachnoidalhöhle in die Arachnoidalscheide des Gefäßes sogar in dem Falle hätte stattfinden können, wenn die Richtung aus der Arachnoidalscheide nach der Arachnoidalhöhle die normale Richtung wäre.

Diesen verbreiteten Vorstellungen von dem Ursprung der Cerebrospinalflüssigkeit hauptsächlich aus den Choroidaldrüsen stehen wenig zahlreiche Arbeiten entgegen, die entweder die sekretorische Rolle der Choroidaldrüsen gänzlich in Abrede stellen oder ihnen eine untergeordnete Bedeutung beimessen.

So zieht Lange die Richtigkeit der Anschauung in Zweifel, daß die Cerebrospinalflüssigkeit unter normalen Verhältnissen ausschließlich oder hauptsächlich von den Choroidaldrüsen ausgeschieden werde. Seiner Ansicht nach transsudiert die Flüssigkeit aus allen Geweben, welche die Arachnoidalhöhle und die Ventrikel umgeben. Die Rolle der Choroidaldrüsen hingegen betrachtet er als die eines Reserveapparates. Erfolgt aus irgendeinem Grunde ein bedeutender Verlust von Cerebrospinalflüssigkeit, so wird Gehirnflüssigkeit am raschesten aus den gefäßreichen Plexus choroidei dialysiert. Somit stellt zwar Lange nicht in Abrede, daß die Choroidaldrüsen sehr rasch große Mengen von Cerebrospinalflüssigkeit auszuscheiden vermögen, schreibt ihnen jedoch diese Rolle bloß zu gewissen Zeiten zu, wo sie unter besonderen Umständen ein in Wirksamkeit tretendes Ventil darstellen.

Eigentlich führt der Autor zum Beweis für die Richtigkeit seiner Behauptung, die den wohlbegründeten Anschauungen zahlreicher Autoren über die Rolle der Choroidaldrüsen zuwiderläuft, keine überzeugenden Argumente an. Die wesentlichsten Bestandteile seiner Kritik fallen mit den Erwägungen zusammen, die auch von anderen Gegnern der sekretorischen Theorie angeführt werden. Diese Erwägungen werden wir zusammen betrachten.

Die unversöhnlichste Position in der Frage der sekretorischen Rolle der Glandulae choroideae nimmt Hassin ein. Er behauptet, daß die Gehirnflüssigkeit von dem Nervengewebe selbst ausgeschieden, durch die Arachnoidalscheiden der Gefäße in die Arachnoidalhöhle und in die Ventrikel hinein drainiert und von den Pacchionischen Granulationen aus den Arachnoidalräumen und von den Plexus choroidei aus den Ventrikeln resorbiert werde. Somit sollen nach der Ansicht dieses Autors die Plexus choroidei nicht nur die Cerebralflüssigkeit produzieren, sondern ebenso wie die Pacchionischen Granulationen Organe zur Resorption derselben sein.

Welche Argumente führt nun Hassin zugunsten seiner Ansicht an? Es ist zuzugeben, daß an und für sich seine Argumente von recht ernster Bedeutung sind, und es ist notwendig, sie besonders aufmerksam zu prüfen und sich in sie hineinzudenken, weil es sich um zwei einander ausschließende Vorstellungsgebilde handelt.

Bevor ich zu dem wesentlichsten Teil der Kritik an den Anschauungen von Hassin übergehe, möchte ich die schwächsten von seinen Argumenten ausschalten.

Unter anderem beruft er sich auf die Arbeit von Forster, der in die Gehirnrinde von Kaninchen sterilisierte chinesische Tusche injizierte und diese auch in dem Arachnoidalraum nachweisen konnte (in Paranthese möchte ich hinzufügen, daß Hassin diese Arbeit versehentlich Foerster zuschreibt). Forster setzte es sich jedoch bei seiner Arbeit nicht zum Ziel, die Richtung des Flüssigkeitsstromes aus dem Gehirn in die Arachnoidalhöhle oder aus der Arachnoidalhöhle ins Gehirn zu erforschen. Dafür sind seine Versuche wenig geeignet, da in dem von der Nadel gemachten Kanal die Tusche unvermeidlich sich nicht nur in der Gehirnsubstanz, sondern auch in der Arachnoidalhöhle verbreitet, welche die mit Tusche gefüllte Nadel sowohl beim Einstechen als auch beim Herausnehmen zu passieren hat. Der Autor hebt hervor, daß während in der Gehirnsubstanz die Tusche sich netzartig verbreitete und aufgesogen wurde, in dem Kanal noch Anhäufungen verblieben. Der Autor selbst äußert sich über die Frage, für die Hassin in seiner Arbeit sich interessiert, folgendermaßen: „Aus meinen Präparaten scheint mir hervorzugehen, daß der Lymphstrom unabhängig vom Blutstrom von innen nach der Hirnoberfläche zu gerichtet ist; um hierüber aber mit Sicherheit etwas aussagen zu können, reichen meine Präparate nicht aus. Nachdem die erforderlichen Experimente gemacht sein werden, hoffe ich in einer zweiten Arbeit darüber berichten zu können."

Mir ist es unbekannt, ob es Forster gelungen ist, auf experimentellem Wege die Frage klarzulegen, auf die die von Hassin zitierten Versuche eine Antwort nicht erteilten. Ich glaube, daß dies nicht der Fall gewesen ist.

Ein zweites unstichhaltiges Argument Hassins zugunsten der Ansicht, daß die Cerebrospinalflüssigkeit vom Gehirngewebe nach der Arachnoidalhöhle hin strömt, ist der Hinweis darauf, daß bei der Karzinomatose der Hirnhäute sowie bei der Cerebrospinalmeningitis, trotzdem die Arachnoidalhöhle mit pathologischen Produkten gefüllt ist, sie in das Gehirnparenchym nicht im mindestenein dringen.

Hier berücksichtigte jedoch der Autor nicht den Umstand, daß er es hier nicht mit einer passiven Struktur des Arachnoidalgewebes zu tun hat, sondern mit einer im höchsten Grade aktiven, die auf den geringsten äußeren Reiz sowohl an der Gehirnoberfläche als auch in der Arachnoidalscheide der in das Gehirn eindringenden Gefäße mit einer Mobilmachung des Schutzsystems des Arachnoidalgewebes reagiert. Die Bildung lymphocytärer Pfröpfe in den trichterförmigen Eingängen der Arachnoidalscheiden bei der Meningitis wurde von Ranke vermerkt. In meiner Arbeit über die Organisation eines Schutzes des Centralnervensystems vor Infektion und in meinem Artikel über die Rolle der Lymphocyten bei dem Schutz des Zentralnervensystems wurde zur Genüge klargelegt, warum nicht nur die geformten Elemente, sondern auch die in der Cerebrospinalflüssigkeit zirkulierenden Toxine häufig in das Gehirnparenchym nicht eindringen. Die Richtung der Flüssigkeitsströmung allein würde hier nicht ausreichen, da wir in der Pathologie ein Verschleppen des Infektionserregers, dabei noch eines zu selbständiger Fortbewegung unfähigen, gegen den Blutstrom kennen. Daher glaube ich, daß das hier betrachtete Argument Hassins zugunsten der Anschauung, daß die Cerebrospinalflüssigkeit sich aus dem Gehirnparenchym in die Arachnoidalräume fortbewegt, nicht stichhaltig ist.

Ebensowenig überzeugend ist die von ihm angeführte Tatsache, daß im Falle eines solitären Tuberkels des Rückenmarks sich eine tuberkulöse Meningitis entwickelt hat. Warum soll man in der Tat glauben, daß gerade der solitäre Tuberkel innerhalb des Rückenmarks als Quelle für die Disseminierung über die Gehirnhäute gedient hat? Es hätte ja so sein können, aber ebenso hätte es auch sich anders verhalten können: Beide Lokalisationen hätten den Infektionserreger aus einer dritten Quelle erhalten können.

Von wesentlicherer Bedeutung und mehr beachtenswert sind die Tatsachen, die darauf hinweisen, daß die Bestandteile des inneren Gehirnmilieus an die Oberfläche dringen und auf diese Weise in die Cerebralflüssigkeit des betreffenden Bezirkes übergehen können. In der Hauptsache laufen diese Tatsachen auf folgendes hinaus.

Verschiedene pathologische Zustände von Gehirnbezirken, die mit den Hirnhäuten nicht in unmittelbarer Berührung stehen, können reaktive Erscheinungen seitens des Arachnoidalgewebes und der an der Gehirnoberfläche verlaufenden Gefäße hervorrufen. Dies ist eine Tatsache, die von Hassin mit mehreren Beispielen belegt wird und die nicht bestritten werden kann, da man sich von ihrer Richtigkeit in jedem passenden Falle überzeugen kann. Daß Blutelemente bei einer Gehirnblutung in der Cerebrospinalflüssigkeit nachgewiesen werden können, ist ebenfalls allbekannt.

Eine dritte Tatsache, die wohl ebenfalls unbestreitbar ist, besteht darin, daß die verschiedenen Stellen entnommene Cerebralflüssigkeit nicht ganz die gleiche Zusammensetzung aufweist.

Aber was folgt aus diesen Tatsachen? Es folgt nur das eine, daß die Bestandteile des inneren Gehirnmilieus in die Cerebrospinalflüssigkeit eindringen können, aber dieser Umstand beweist nicht im geringsten, daß die Cerebrospinalflüssigkeit im ganzen von dem Nervengewebe selbst ausgeschieden wird.

Etwas Ähnliches sehen wir am Darm. Daß die Schleimhaut der Darmwand den Darminhalt resorbiert, wird von allen anerkannt. Es wäre nun sehr sonderbar, diese Tatsache aus dem Grund bestreiten zu wollen, weil einige Stoffe durch die Schleimhaut der Darmwand in umgekehrter Richtung aus dem Blute in die Darmhöhle eindringen.

Wie muß man dennoch die Erscheinungen des Eindringens von Stoffen aus dem inneren Milieu in die Cerebralflüssigkeit auffassen?

Vor allem können hier die allgemeinen Erscheinungen der Diffusion Platz greifen, von denen oben die Rede war.

Diesen histopathologischen Tatsachen des Eindringens von Stoffen aus dem Gehirnparenchym in das Gebiet der Hirnhäute kann man die Tatsachen des Eindringens von Stoffen aus der Höhle des Ventrikels bei scheinbarer Integrität des Ependyms und als Folge eines subependymären Eindringens von Toxinen, die metaplastische Reaktion der Arachnoidalscheiden der subependymalen Venen entgegenstellen. In diesen Fällen haben wir vor uns, wie dies von mir bereits im Jahre 1912 festgestellt wurde, eine ungleichmäßige Reaktion des perivasculären Gewebes. Gerade der Teil der subependymalen Vene, der gegen den Ventrikel gerichtet ist, aus welchem die Toxine durchsickern, ist in höherem Grade mit Lymphocyten infiltriert (lymphoide Umwandlung der Venen nach Loewenstein). Auf den Zeichnungen von Loewenstein vermerkte ich eine derartige Erscheinung. Bei dem Studium der Gesamtheit der Erscheinungen in einem chronischen Fall von eitriger Cerebrospinalmeningitis konnte man sich mit großer Deutlichkeit davon überzeugen, daß die Toxine ungeachtet der Schutzvorrichtungen und der normalerweise vorhandenen Flüssigkeitsströmungen in die Gewebe diffundieren.

Somit kann eine geringe Beimengung von Stoffen zur Cerebrospinalflüssigkeit, ganz besonders in pathologischen Fällen, nicht als Beweis dafür dienen, daß die

Zirkulation von Flüssigkeiten unter normalen Verhältnissen diese oder jene Richtung einschlägt.

Aber abgesehen davon ist an der Organisation des Blutkreislaufes im Zentralnervensystem noch ein Umstand wahrzunehmen, der eine Beimengung von verbrauchtem inneren Gehirnmilieu zur Cerebrospinalflüssigkeit bedingen kann. Die Sache ist nämlich die, daß die mit der Arachnoidalhöhle kommunizierenden Arachnoidalscheiden nicht nur die Arterien, längs deren, wie wir weiter unten sehen werden, die Cerebrospinalflüssigkeit von der Oberfläche her in das Innere des Nervengewebes strömt, sondern auch die Venen begleiten, längs deren diese Flüssigkeit in einer gewissen Menge in die Arachnoidalräume der Außenfläche des Gehirns ausgeschieden werden kann. Freilich kann diese Verunreinigung der Cerebrospinalflüssigkeit keine besonders bedeutende schon aus dem Grunde allein sein, weil die Arachnoidalscheiden der Venen bekanntlich weniger entwickelt sind als die der Arterien.

Somit enthalten die Arbeiten von Hassin keine Tatsachen, die an den fest begründeten Vorstellungen von der Zirkulation der Cerebrospinalflüssigkeit und von der sekretorischen Rolle der Glandulae choroideae etwas ändern könnten, obwohl die vom Autor angeführten Tatsachen keinem Zweifel unterliegen.

Der Standpunkt und sogar die Beweisführung dieses Autors stellt nichts Neues dar. Um nicht weit zurückzugreifen, will ich nur erwähnen, daß einige Monate früher sich gegen die sekretorische Rolle der Choroidaldrüsen und für ihre exkretorische Rolle Dietrich ausgesprochen hat, der ebenso wie Hassin mit histopathologischen Daten argumentierte. Noch früher äußerten die gleichen Anschauungen Reichardt sowie Askanazy.

In einer anderen Ebene stellt die Frage der sekretorischen Tätigkeit der Choroidaldrüsen Mestrezat und einige später folgende Autoren. Mestrezat ist es eben, der darauf hinweist, daß obwohl die Cerebrospinalflüssigkeit ein Ausscheidungsprodukt der Plexus choroidei ist, sie jedoch kein Sekret, sondern ein Dialysat darstellt. Diese Fragestellung überträgt den Streit in das Gebiet der exakten Definition des Wesens der sekretorischen Tätigkeit. Ist man nicht Anhänger vitalistischer Anschauungen und geht man davon aus, daß jeglicher sekretorischer Prozeß im Grunde genommen aus physikalisch-chemischen Vorgängen besteht, so müßten wir offenbar die Frage entscheiden, in welchem Ausmaß bei der sekretorischen Tätigkeit dieser oder jener Drüse die Vorgänge der Dialyse eine Rolle spielen. Andererseits ist es auf Grund der Tatsache, daß die Glandula choroidea die Cerebrospinalflüssigkeit nicht durch ein einfaches homogenes semipermeables Membran hindurch ausscheidet, sondern die Sekretion des Stoffes durch das Protoplasma der Epithelzellen erfolgt, wenig wahrscheinlich, daß bei der Ausscheidung von Cerebrospinalflüssigkeit nur die Vorgänge der Dialyse eine Rolle spielen. Endlich läuft das Hauptargument von Mestrezat darauf hinaus, die chemische Zusammensetzung der Cerebrospinalflüssigkeit sei so beschaffen, daß sie im Vergleich mit dem Blut keine neuen Stoffe enthält. Es handelt sich aber bloß darum, daß einige Stoffe in die Cerebralflüssigkeit nicht übergehen, während andere in der Cerebrospinalflüssigkeit in anderen Konzentrationen enthalten sind. Darauf ist zu bemerken, daß die chemische Zusammensetzung der Flüssigkeit noch nicht so sehr erforscht ist, daß man mit solcher Bestimmtheit behaupten könnte, in der Flüssigkeit seien keine anderen Stoffe enthalten als solche, die im Blut im fertigen Zustande enthalten sind. Sodann wissen wir, daß der Gehalt der Cerebrospinalflüssigkeit an Zucker, Stickstoff und anderen Stoffen bei pathologischen Zuständen und unter experimentellen Verhältnissen hochgradig schwankt, ohne einen Parallelismus mit den Veränderungen der Konzentration dieser Stoffe im Blut aufzuweisen.

Stellt man sich auf den Standpunkt von Mestrezat, so müßte man die Schweiß- und die Tränendrüsen aus der Gruppe der Drüsen ausschließen.

Eigentlich stellen die Ausführungen von Mestrezat die sekretorische Rolle der Glandulae choroideae durchaus nicht in Abrede, sondern beziehen sich auf die allgemeine Frage, was man als Sekretion zu bezeichnen habe, und diese Frage kann in den engen Grenzen eines einzigen Gebietes wohl kaum entschieden werden.

Resümieren wir die Ergebnisse der Betrachtung der Sekretion der Choroidaldrüsen, so kommen wir zu folgenden Schlüssen:

1. Die sogenannten Plexus choroidei produzieren und scheiden in die Höhle der Gehirnventrikel die Cerebrospinalflüssigkeit aus und müssen daher als Drüsen bezeichnet werden.

2. Die Erscheinungen der Adsorption von Stoffen, die in der Cerebrospinalflüssigkeit enthalten sind, durch das Epithel der Choroidaldrüsen kann nicht als Beweis dafür gelten, daß diese Drüsen einen Apparat zur Resorption der Cerebrospinalflüssigkeit darstellen.

3. Die Beimengungen verschiedener Produkte lokalen Ursprungs zur Cerebrospinalflüssigkeit in den verschiedenen Abschnitten der Höhlen, in denen diese Flüssigkeit zirkuliert, ist kein Beweis dafür, daß die Cerebrospinalflüssigkeit vom Gehirnparenchym ausgeschieden wird.

c) Die Resorption der Cerebrospinalflüssigkeit.

Die Cerebrospinalflüssigkeit erfüllt die miteinander kommunizierenden Höhlen der Ventrikel und des Arachnoidalsackes. Sie wird von der Glandulae choroideae ausgeschieden und kann sogar bei einer bedeutenden Drucksteigerung weiter ausgeschieden werden. Wenn infolge einer Fistel oder infolge einer pathologischen Öffnung im Arachnoidalsack die Cerebrospinalflüssigkeit ununterbrochen ausfließt, so wird sie ebenso ununterbrochen durch die Sekretion der Choroidaldrüsen ersetzt.

In Fällen, wo die Öffnungen zwischen den Ventrikeln oder die Öffnungen, durch welche die Cerebrospinalflüssigkeit aus den Ventrikeln in die Arachnoidalhöhle übertritt, sich schließen, stellt sich eine übermäßige Anhäufung von Flüssigkeit in den Ventrikeln ein. Dies weist darauf hin, daß unter normalen Verhältnissen die Flüssigkeit ununterbrochen produziert und ununterbrochen irgendwohin resorbiert wird. Darüber, daß die Flüssigkeit ununterbrochen resorbiert wird, herrschen im Grunde genommen keine Differenzen, abgesehen von einigen besonderen Meinungsäußerungen.

In dieser Beziehung nimmt eine besondere Stellung Lange ein, der das Bestehen einer Zirkulation der Cerebrospinalflüssigkeit ableugnet. Lange ist der Ansicht, daß indem die Cerebrospinalflüssigkeit nur die Funktionen eines hydrostatischen Schutzes des Gehirns ausübt, sie nicht zirkuliert, nicht ununterbrochen resorbiert wird, sondern in Fällen von Verlusten hauptsächlich durch die Ausscheidung seitens der Plexus choroidei ersetzt wird; letztere stellen ein Ventil dar, das nur im Notfall den Verlust in kürzester Frist deckt. Diese Ansicht, die zu den Ergebnissen zahlreicher Experimente und pathologischer Befunde in krassem Widerspruch steht, wird durch keinerlei Tatsachen bestätigt, weshalb wir auf sie nicht näher eingehen wollen.

Gegenwärtig handelt es sich nicht darum, ob die Cerebrospinalflüssigkeit überhaupt resorbiert wird, sondern darum, wohin sie resorbiert wird und auf welche Weise. Darüber gehen die Meinungen weit auseinander.

Am weitesten verbreitet ist die von Key und Retzius ausgesprochene Ansicht. Auf Grund ihrer klassisch gewordenen Untersuchungen der Arachnoidalhöhle, die mit Hilfe von Injektionen ausgeführt wurden, kamen diese Autoren zum Schluß, daß als resorbierender Apparat die sogenannten Pacchionischen Granulationen dienen. Grund für diese Schlußfolgerung war der Umstand, daß die in die Arachnoidalhöhle, natürlich unter hohem Druck, injizierte Masse durch die Pacchionischen Granulationen hindurch in diejenigen Venen der harten Hirnhaut eindringt, in welche die Zotten der Granulationen hineinragen.

Seit dieser Zeit hat sich diese Ansicht von der Rolle der Pacchionischen Granulationen in der Literatur so sehr gefestigt, daß sie in allen neuesten Arbeiten über die Resorption der Cerebrospinalflüssigkeit als völlig gesichert gilt, und es wird nicht mehr bezweifelt, daß die Pacchionischen Granulationen die Cerebrospinalflüssigkeit resorbieren, obwohl neben ihnen die gleiche Funktion auch von anderen Gebilden ausgeübt wird.

In der oben erwähnten Arbeit von Menninger wird der Stand der Frage nach der Resorption der Cerebrospinalflüssigkeit folgendermaßen dargestellt:

Die Resorption erfolgt auf drei Wegen: 1. durch die großen Sinus der Dura mater vermittelst Diffusion durch die mikroskopischen Arachnoidalzotten direkt ins Blut; dies zeigten Weed, Stewart und andere, und gegenwärtig huldigen alle dieser Anschauung. 2. Ein geringerer Teil wird vom Lymphstrom längs der lymphatischen Scheiden der Schädelnerven resorbiert. Hill, Ziegler, Spina demonstrierten dies durch Injektion von Methylenblau in den subarachnoidalen Raum. Weed injizierte Ferrocyankali und fand dasselbe in den Sinus und in den perineuralen Lymphgefäßen auf, konnte es jedoch nicht in den Venen oder Capillaren der Rinde oder der Hirnsubstanz nachweisen. 3. Möglicherweise wird eine gewisse Menge im spinalen Subarachnoidalraum durch die Bahnen des Lymphgefäßsystems resorbiert, weil es dort an Sinus der Dura mater und an Arachnoidalzotten mangelt (Stewart).

Schließlich ist auch die Meinung weit verbreitet, daß die Cerebrospinalflüssigkeit in die perineuralen Lymphräume der peripheren Nerven resorbiert wird.

Da diese Vorstellungen sich bei den Gelehrten festgewurzelt haben und meines Erachtens völlig unbegründet sind, sehe ich mich gezwungen, jeden der angenommenen Wege der Resorption der Cerebrospinalflüssigkeit einer kritischen Prüfung zu unterziehen.

Die Meinung, daß die Pacchionischen Granulationen einen Apparat für die Resorption der Cerebrospinalflüssigkeit darstellen, gründet sich nicht darauf, daß es Key und Retzius gelungen ist, einen Durchtritt der in die Arachnoidalhöhle injizierten Flüssigkeit durch die Wand der Pacchionischen Granulationen zu beobachten, sondern auch darauf, daß die Rolle dieser Gebilde bis jetzt noch nicht klargelegt ist.

Die Versuche von Key und Retzius sind nicht beweisend aus dem Grunde, weil eine Injektion unter hohem Druck mit Notwendigkeit ein Vordringen der injizierten Flüssigkeit nicht nur auf den natürlichen Bahnen, sondern auch nach Zerstörung der zarteren Struktur auf den Bahnen zur Folge hat, wo die Gewebe am wenigsten miteinander verklebt sind. Aus dem Umstand, daß in einigen Fällen die Cerebrospinalflüssigkeit durch die Nase ausgeschieden wird, darf man ja nicht den Schluß ziehen, daß dieser Weg der für den Abfluß der Gehirnflüssigkeit natürliche ist.

Studieren wir den Bau und die Lage der Pacchionischen Granulationen, denken wir über die Funktion dieser eigentümlichen Organe nach, so ist es schwer, sich vorzustellen, wie ihr kompliziertes Verhalten zur harten Hirnhaut und sogar zu den Schädelknochen mit einer Resorptionsfunktion in Zusammenhang zu bringen sei. Ihr allmähliches Anwachsen mit dem Alter, der Umstand, daß sie nicht nur die Wandungen der venösen Lakunen, sondern auch die harte Hirnhaut und schließlich die Schädelknochen hervorstülpen, daß sie in diese Knochen hineindringen, während die Außenteile der Schädelknochen sich kompensatorisch verdicken: all dies zusammengenommen läßt sich nur sehr schwer mit der Vorstellung vereinbaren, daß dies ein Apparat für die Resorption der Cerebrospinalflüssigkeit sei.

In der Folge werden wir auf die Funktionen der Pacchionischen Granulationen genauer einzugehen haben und dann sehen, daß sie im höchsten Grade zweckmäßig für die Ausübung einer mechanischen Funktion des Schutzes einiger Sinusse gebaut sind. Jetzt können wir bloß sagen, daß keine zureichenden Tatsachen vorliegen, die ihre Resorptionsfunktion beweisen könnten.

Papilian und Stanesco Jippa stellen auf Grund ihrer an Hunden vorgenommenen Versuche mit Einführung von Methylenblau in die Cerebrospinalflüssigkeit die Beteiligung der Pacchionischen Granulationen an dem Vorgang der Resorption von Cerebrospinalflüssigkeit völlig in Abrede.

Entgegen der ohne genügenden Grund festgewurzelten Ansicht von der resorbierenden Funktion der Pacchionischen Granulationen werden wir diese aus der Zahl der Bahnen, in denen die Cerebrospinalflüssigkeit aus der Arachnoidalhöhle abfließt, ausschließen. Dabei wollen wir beachten, daß gerade diese Bahn allgemein als die Hauptbahn gilt.

Was die Bahnen längs der Schädel- oder der Spinalnerven anlangt, so ist zwar die Möglichkeit eines gewissen Abflusses von Cerebrospinalflüssigkeit in die Scheiden der peripheren Nerven nicht ausgeschlossen, aber die Gesamtheit der Tatsachen spricht eher dafür, daß diese Bahn bei der Resorption der Cerebrospinalflüssigkeit keine irgendwie bedeutende Rolle spielt.

Wir wissen, daß die peripheren Nervenfasern mit einer zusammenhängenden Scheide bekleidet sind, die mit den Lymphräumen der Nervenhüllen nicht unmittelbar kommuniziert. Man könnte denken, daß diese mit Flüssigkeit erfüllten Nervenscheiden in direkter Verbindung mit den Arachnoidalräumen des Zentralnervensystems stehen, und einige Tatsachen scheinen dafür zu sprechen. So sind, freilich nicht häufige, Fälle bekannt, wo entzündliche Prozesse von den peripheren Nerven auf das Zentralnervensystem und umgekehrt unmittelbar übergehen. Diese Übergänge bilden jedoch nicht die Regel, und die ungeheure Mehrzahl der pathologischen Prozesse, die sich in der Arachnoidalhöhle ausbreiten, stoßen in der Höhe der intervertebralen Ganglien auf ein Hindernis für ihr Übergreifen auf die peripheren Nerven, ebenso wie die pathologischen Prozesse, die sich im Gebiet der peripheren Nerven entwickeln, sich fast stets auf diese beschränken und in das Zentralnervensystem nicht vordringen.

Aus meiner früheren Arbeit über diesen Gegenstand will ich hier zwei Beispiele anführen, die auf das Vorhandensein einer ausgesprochenen Barriere zwischen dem Zentral- und dem peripheren Nervensystem hinweisen.

In dem einen Fall handelt es sich um eine diffuse Lymphosarkomatose des Arachnoidalsacks. Das gesamte Arachnoidalgewebe hatte sich in lymphoides Gewebe verwandelt. Der gesamte Arachnoidalsack war mit den Geschwulstzellen dicht erfüllt, wobei Affektionen des Nervensystems weder im Gebiet des Gehirns noch im Gebiet der Wurzeln zu beobachten waren. Es resultierte ein außerordentlich instruktives Bild der vollständigen Injektion der gesamten Arachnoidalhöhle. Im Kleinhirn war infolge der vollständigen Ausfüllung der Arachnoidalhöhle an den Schnitten eine interessante Zeichnung zu sehen, bei der die molekuläre Schicht sich wie ein dünnes Band zwischen der sarkomatösen Schicht

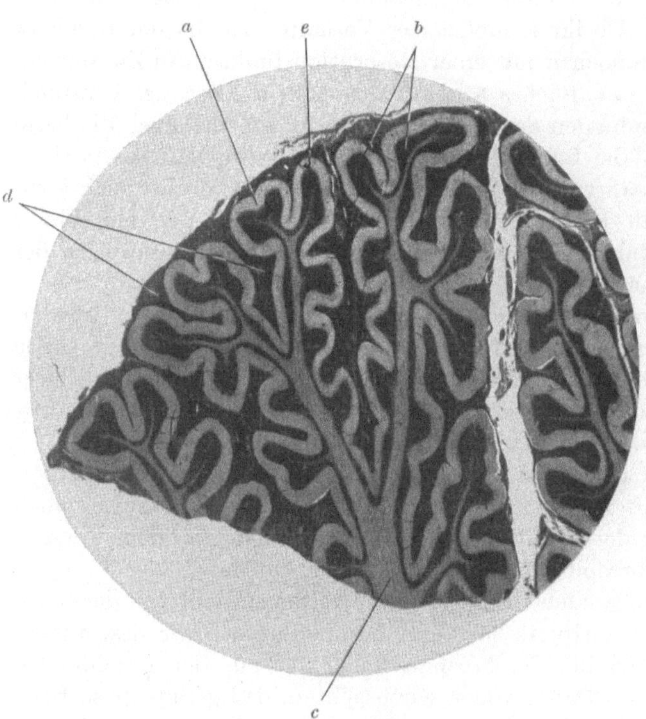

Abb. 7. Kleinhirnschnitt bei kleinzelliger Sarcomatosis Arachnoideae. Vergr. 3,5. *a* molekuläre Schicht; *b* Körnerschicht; *c* Markschicht; *d* sarkomatöses Gewebe der Arachnoidalhöhle; *e* sarkomatöse Infiltration an den Arachnoidalscheiden der Gefäße.

von außen und der Körnerschicht von innen hinschlängelt (Abb. 7 u. 8). Wie auf der Zeichnung zu sehen ist, dringt die sarkomatöse Infiltration an den Arachnoidalscheiden auch innerhalb der Kleinhirnrinde. Im Rückenmark erfüllt das sarkomatöse Gewebe dicht den ganzen Arachnoidalsack und umfaßt kreisförmig das Rückenmark, wobei es in die vordere Fissur eindringt. Entlang der Arachnoidalscheiden der Gefäße dringt auch hier die sarkomatöse Infiltration in das Mark hinein (Abb. 9).

Diese lebendige Injektion ist sehr lehrreich, da sie, ohne fast irgendwelche Reaktion seitens der umgebenden Gewebe hervorzurufen, uns die intra vitam vorhandenen Räume anschaulich demonstriert und hierdurch sich vorteilhaft von der künstlichen Injektion unterscheidet, bei der Artefakte möglich sind.

Nachdem wir uns davon überzeugt haben, daß die sarkomatöse Infiltration den gesamten Raum der Arachnoidalhöhle vollkommen ausfüllt, können wir uns zum Gebiet der intervertebralen Ganglien wenden, wo das zentrale und das periphere Nervensystem aneinander stoßen.

Hier sehen wir, daß die Infiltration der Wurzeln bis an den Anfang des intervertebralen Ganglions sich erstreckt und hier völlig aufhört. Innerhalb der Grenzen des Ganglions selbst ist keine einzige sarkomatöse Zelle zu bemerken, und sogar an der vorderen Wurzel existiert hier offenbar ein Hemmnis, da die motorische

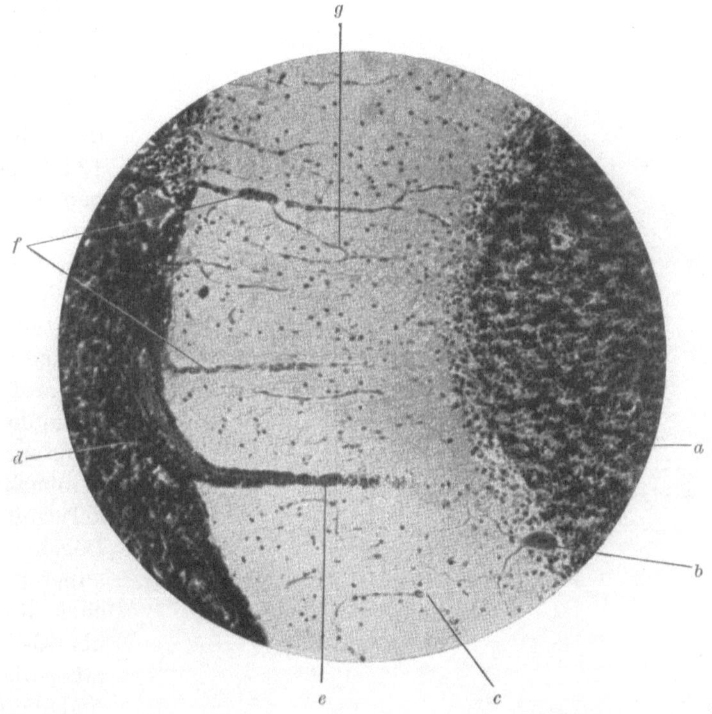

Abb. 8. Dasselbe Präparat wie in Abb. 7. Vergr. 100. *a* Körnerschicht; *b* Purkinjezellen; *c* molekuläre Schicht; *d* sarkomatöses Gewebe der Arachnoidalhöhle; *e* Vene mit der sarkomatösen Infiltration an der Arachnoidalscheide; *f* Arteriole mit der sarkomatösen Infiltration an der Arachnoidalscheide; *g* Capillare.

Wurzel, die bis zu dieser Stelle von einer sarkomatösen Schicht umringt ist, mit einemmal von derselben frei wird (Abb. 10).

Wie man auch den Ursprung der Lymphosarkomatose in diesem Falle deuten mag, ob wir sie für eine Wucherung, eine Vermehrung von sarkomatösen Zellen und eine konsekutive Ausfüllung aller miteinander kommunizierenden Arachnoidalräume durch dieselben halten, oder ob wir annehmen, daß unter dem Einfluß irgendeines in der Cerebrospinalflüssigkeit befindlichen Reizes gleichzeitig in sämtlichen Räumen eine lymphoide Metaplasie des Arachnoidalgewebes eintritt (was ich für wahrscheinlicher halte): In diesem wie in jenem Falle kann man das hier zur Beobachtung kommende Bild nur in dem Sinne deuten, daß die lymphosarkomatöse Infiltration den natürlich vorhandenen Räumen und den Verbindungen zwischen denselben entspricht. Würden die Höhlen der Scheiden der peripheren Nerven eine Fortsetzung der Arachnoidalhöhle nach außen darstellen, ebenso wie die Höhlen der Arachnoidalscheiden der Gefäße eine Fortsetzung der Arachnoidalhöhle innerhalb der Hirnsubstanz bilden, so müßten wir in den ersteren die gleichen sarkomatösen Infiltrationen finden wie in den Arachnoidalscheiden der Gehirngefäße. In Wirklichkeit ist dies jedoch nicht der Fall. Im Gegenteil, sogar an den vorderen Wurzeln, an denen offenbar zwischen der Faser der Wurzel und der des peripheren Nerven keine natürliche Grenze vorhanden ist, sehen wir eine scharfe Demarkationslinie, hinter die die lymphosarkomatöse Infiltration nicht vordringt.

Das zweite Beispiel betrifft einen Fall von tuberkulöser Meningitis, die sich bei einem 12 jährigen Knaben infolge einer tuberkulösen Augeninfektion rasch entwickelt hatte. Der entzündliche Prozeß ergriff die gesamte Arachnoidalhöhle des Gehirns und des Rückenmarks. Tuberkel mit käsiger Degeneration und äußerst zahlreichen Riesenzellen übersäen die Gefäße, die Wurzeln und überhaupt das gesamte Arachnoidalgewebe und die Innenfläche der harten Hirnhaut.

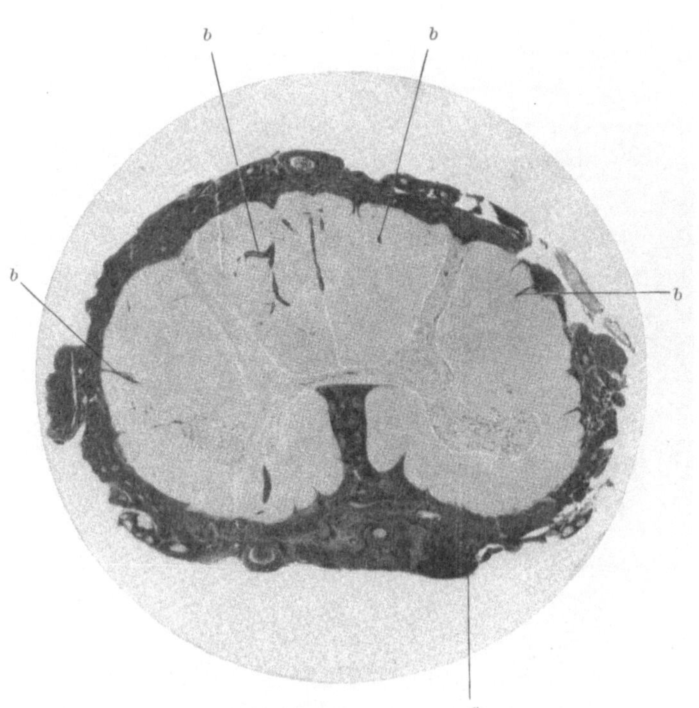

Abb. 9. Querschnitt des Rückenmarks aus demselben Falle wie in Abb. 7 und 8. *a* sarkomatöses Gewebe der Arachnoidalhöhle; *b* sarkomatöse Infiltration an den Arachnoidalscheiden der Gefäße.

harten Hirnhaut. Der Fall verlief sehr rasch, insgesamt in einigen Tagen. Die Untersuchung der intervertebralen Ganglien zeigte auch in diesem Falle genau den gleichen Befund wie bei der Sarkomatose. Auf dem Mikrophotogramm (Abb. 11) ist zu sehen, daß an der Wurzel hart am Beginn des Ganglion ein käsig degeneriertes Tuberkel sitzt. Zwischen den Bündeln dieser Wurzel befindet sich reichliche rundzellige Infiltration, aber nur bis zum Eingang in das Ganglion. Im Ganglion selbst dagegen sind ebenso wie in den anliegenden Teilen der Vorderwurzel keinerlei Erscheinungen von Tuberkulose vorhanden.

Die gleichen Ergebnisse findet man beim Studium der Verhältnisse in den intervertebralen Ganglien auch bei anderen entzündlichen und toxischen Prozessen, die sich in der Arachnoidalhöhle entwickeln.

Somit können wir uns an Hand unserer pathologischen Fälle davon überzeugen, daß die Arachnoidalhöhle gegen die Räume der Hüllen der peripheren Nerven völlig abgeschlossen ist.

Dixon und Halliburton führten in die subcerebellare Zisterne Methylenblau ein und konnten feststellen, daß dabei die Wurzelfasern nur innerhalb des Sackes der harten Hirnhaut sich färben, während nach außen von derselben eine scharfe Demarkationslinie vorhanden ist und außerhalb des Wirbelkanals die Nerven absolut weiß sind. Im Gebiet der Schädelnerven dringt das Methylenblau längs der Hüllen der Wurzeln vor. So dringt das Methylenblau längs der Fila olfactoria durch die Lamina cribrosa in die Nasenhöhle, wo die Schleimhaut der ethmoidalen Zellen sich färbt. Das Sekret der Schleimdrüsen der Nase färbt sich nicht einmal bei einem Druck von 200 und 300 mm Hg blau. Der Rachen, der Schlund und die Zunge färben sich ebenfalls nicht.

Der N. opticus, dessen Oberfläche von einer Fortsetzung des Arachnoidalsackes bedeckt ist, färbt sich bis zur hinteren Fläche des Augapfels. Der N. vagus färbt sich blau bis zum Ganglion. Der N. accessorius färbt sich

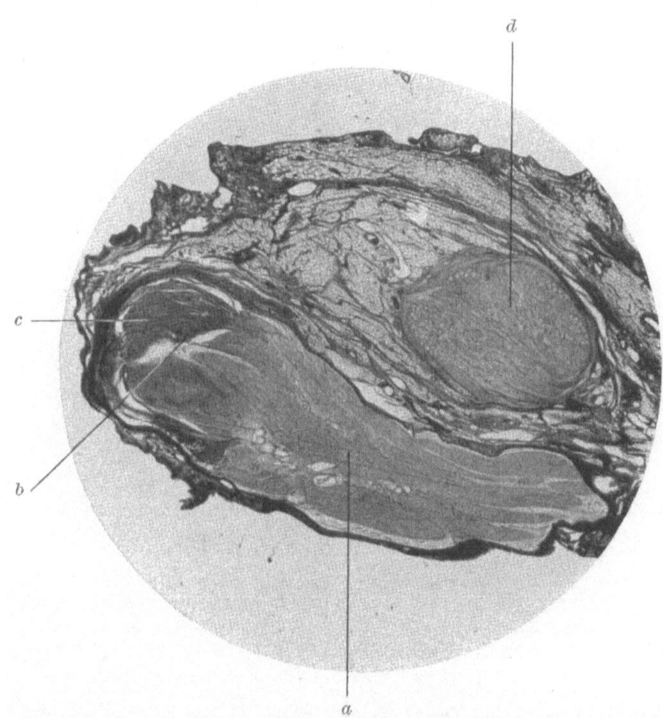

Abb. 10. Derselbe Fall wie in Abb. 7—9. Spinalganglion. *a* peripherer Teil der vorderen Wurzel; *b* ihr zentraler Teil mit sarkomatöser Infiltration (*c*); *d* Spinalganglion.

bis zu der Öffnung im Schädel, durch welche er heraustritt. Der N. acusticus färbt sich im inneren Ohr, ebenso der Sacculus und der Ventriculus.

Offenbar dringt auch im Gebiet der Schädelnerven die Farbe und folglich auch die Cerebrospinalflüssigkeit bis zu einer bestimmten Demarkationslinie vor, die im Gebiet der gemischten Nerven wie des N. trigeminus und des N. vagus in der Nähe des Ganglion verläuft, bei den rein motorischen Nerven hingegen wie dem N. accessorius mit der Grenze der Schädelhöhle zusammenfällt. Das Fehlen einer Färbung in den Lymphbahnen, die aus der Nasenhöhle verlaufen, und in den Lymphbahnen des Halses zeugt davon, daß die Cerebrospinalflüssigkeit auch hier von den Lymphbahnen nicht resorbiert wird.

Diese Befunde bestätigt die oben erwähnte Arbeit von Papilian und Stanesco Jippa. Diese Autoren stellen den Abfluß von Cerebrospinalflüssigkeit im Hüllenapparat der peripheren Nerven völlig in Abrede.

Wenn somit die Resorption der Cerebrospinalflüssigkeit durch die Pacchionischen Granulationen und die perineuralen Lymphbahnen unbewiesen ist, wohin fließt nun dennoch die von den Choroidaldrüsen in die Ventrikel fortwährend ausgeschiedene Cerebrospinalflüssigkeit ab?

Eine Antwort auf diese Frage wurde vor langem und eingehend von einer Reihe von Forschern erteilt. Vor allem kann man feststellen, daß die Cerebrospinalflüssigkeit resorbiert wird, indem sie die Gehirnsubstanz passiert oder, genauer ausgedrückt, das innere Milieu des Gehirns. Durch die bekannten Arbeiten von Stern über die hämatoencephalische Barriere, die an einem großen Material und nach vielen Richtungen hin ausgeführt wurden, konnten folgende Tatsachen festgestellt werden:

1. Diejenigen Stoffe, die nach ihrer Injektion ins Blut in der Cerebrospinalflüssigkeit nachgewiesen werden konnten, wurden auch im Nervengewebe gefunden.

2. In keinem einzigen Falle konnte die Anwesenheit des betreffenden Stoffes im Nervengewebe nachgewiesen werden, wenn er nicht in die Cerebrospinalflüssigkeit eingedrungen war.

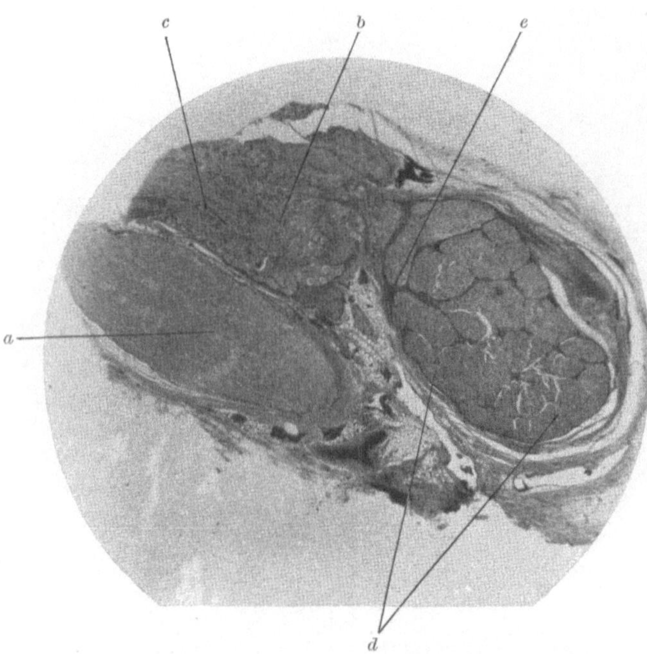

Abb. 11. Spinalganglion von einem Fall der tuberkulosen Meningitis. *a* peripherer Teil der vorderen Wurzel; *b* Spinalganglion; *c* aus dem Spinalganglion abgehende periphere Fasern; sie sind von Entzündungserscheinungen gänzlich frei; *d* hintere Wurzel mit käsig degeneriertem Tuberkel und rundzelliger Infiltration (*e*).

3. Alle Stoffe, die unmittelbar in die Cerebrospinalflüssigkeit, und zwar in die Ventrikel des Gehirns, eingeführt worden waren, konnten rasch im Nervengewebe nachgewiesen werden.

Die Untersuchungen von Goldmann mit der intravitalen Injektion von Trypanblau ins Blut und in die Arachnoidalhöhle ergaben ganz die gleichen Resultate. Während dieser Farbstoff bei der Einführung ins Blut das Nervengewebe nicht erreicht, erweisen sich die Nervenzellen bei seiner Einführung in die Arachnoidalhöhle als gefärbt, mit anderen Worten, in diesem Falle dringt der Farbstoff unbehindert in das innere Milieu des Gehirns ein.

Ich will nicht all die zahlreichen Untersuchungen anführen, die einmütig den Satz bestätigen, daß die Cerebrospinalflüssigkeit in das innere Milieu des Gehirns hinein resorbiert wird.

Aber unumgänglich notwendig ist es, auf die Frage einzugehen, auf welchem

Wege die Cerebrospinalflüssigkeit in das innere Milieu des Gehirns gelangt, weil hier ganz und gar nicht übereinstimmende und einander ausschließende Vorstellungen herrschen, wobei jede von ihnen beansprucht, die Deutung bestimmter faktischer Daten zu sein.

Da die Kommunikation zwischen der Arachnoidalscheide der Gefäße, die in das Hirngewebe eindringen, und der Arachnoidalhöhle nicht nur experimentell, sondern auch histologisch leicht nachgewiesen werden kann, so ist es ganz natürlich, anzunehmen, daß gerade in diesen Scheiden längs der Gefäße die Cerebrospinalflüssigkeit auch in das innere Milieu des Gehirns eindringt.

Und in der Tat zeigten auch die Versuche mit der Einführung von Tusche in die Arachnoidalhöhle (Sicard, Foix und Gumener), daß die Tuschepartikelchen in die Arachnoidalscheiden der Gefäße eindringen. Bei den Untersuchungen von Foix und Gumener geschah jedoch dies bloß in Fällen von postmortaler Injektion. In Fällen von intravitaler Injektion hingegen findet ein solches Eindringen nicht statt. Aus diesem Umstand ziehen die Autoren den Schluß, daß das intravitale Eindringen durch die Richtung des Flüssigkeitsstromes verhindert wird, der aus dem Gehirngewebe längs der Arachnoidalscheide in die Arachnoidalhöhle hinein erfolgt.

Dieser Schluß bedarf einer sorgfältigen Prüfung, da er zu der bewiesenen Tatsache in direktem Widerspruch steht, daß alle in die Cerebrospinalflüssigkeit hineingetragenen Stoffe in die Gehirnsubstanz eindringen.

Um diesen Widerspruch zu beheben, braucht man sich nur daran zu erinnern, daß abgesehen davon, daß intra vitam die Strömung der Cerebrospinalflüssigkeit eine bestimmte Richtung einschlägt, das Arachnoidalgewebe im ganzen auf das Eindringen irgendwelcher fremden, ganz besonders geformten Stoffen in die Arachnoidalhöhle sehr lebhaft und rasch reagiert.

Dieser Umstand trägt in die experimentell festgestellte Tatsache, daß das Nervengewebe oder, genauer ausgedrückt, das innere Gehirnmilieu vor den in der Cerebrospinalflüssigkeit enthaltenen Stoffen nicht geschützt ist, wesentliche Korrekturen hinein.

Die hier anzubringende Korrektur besteht darin, daß bei den Schutzreaktionen des Arachnoidalgewebes gegenüber Infektionserregern oder ihren Toxinen sehr rasch Schranken an den Mündungen der Arachnoidalscheiden errichtet werden, welche die in die Arachnoidalscheiden gepumpte Cerebrospinalflüssigkeit unter ihre Kontrolle nehmen (Ranke, Sepp). Gerade dank dieser Schutzreaktion geschieht es bei der Meningitis, daß trotzdem die Ventrikel und die äußeren Arachnoidalräume mit Mikroorganismen und ihren Toxinen sehr stark angefüllt sind, das Nervengewebe und die tieferen Teile der Arachnoidalscheiden der Gefäße, die in das Nervengewebe versenkt sind, von ihnen frei sind. Gerade durch die Langsamkeit der Errichtung reaktiver Schutzschranken zwischen der Arachnoidalhöhle der Außenfläche des Gehirns und den Arachnoidalscheiden der Gehirngefäße erklären sich die fulminant verlaufenden Fälle von Cerebrospinalmeningitis bei Säuglingen und bisweilen auch bei Erwachsenen.

Bekanntlich bieten die fulminant verlaufenden Fälle das Bild einer akuten Gehirnvergiftung dar, und dabei findet man nach dem Tod keine reaktiven bindegewebigen Veränderungen.

Die in das Gehirn eingeführte Tusche ruft ebenfalls eine rasch eintretende

Schutz- und phagocytäre Reaktion des Bindegewebes des Gehirns und seiner Hüllen hervor. Diese Reaktionen studierte unter anderem Forster in der oben zitierten Arbeit.

Somit weist der Umstand, daß die in die Arachnoidalhöhle eingeführte Tusche beim Leben des Tieres nicht in die Arachnoidalscheiden eindringt, trotzdem zwischen der Arachnoidalhöhle und diesen Scheiden unzweifelhaft eine Kommunikation vorhanden ist, durchaus nicht auf die Richtung der Zirkulation der Cerebrospinalflüssigkeit hin, sondern ist das Ergebnis einer Schutzreaktion des Arachnoidalgewebes genau derselben Natur wie die Reaktionen auf eine Infektion.

Diese Richtung der Resorption der Flüssigkeit in das Gehirngewebe aus der Arachnoidalhöhle durch die Arachnoidalscheiden der Gefäße ist auf dem der Monographie von Mestrezat entnommenen Schema gut zu sehen (Abb. 12).

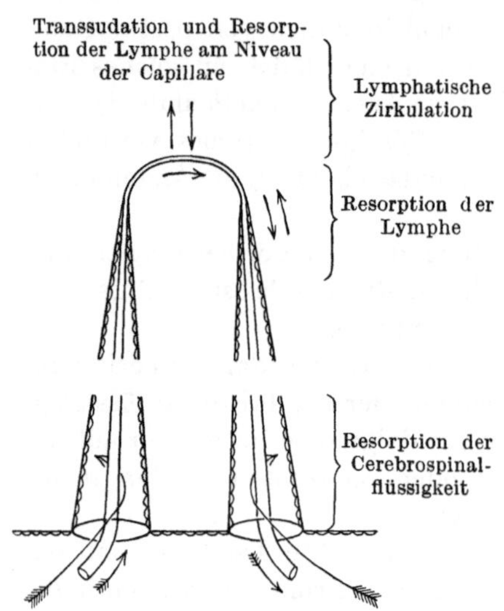

Abb. 12. Schema nach Mestrezat, welches die Beziehung der Lymphzirkulation des Zentralnervensystems zur Cerebrospinalflüssigkeit darstellt.

Die gleichen Ansichten sprechen auf Grund ihrer Versuche mit der Einführung von Methylenblau in die Arachnoidalhöhle Papilian und Stanesco Jippa aus, welche behaupten, daß die Cerebrospinalflüssigkeit nicht zentrifugal, sondern zentripetal strömt und in das Nervengewebe längs der perivasculären Räume von Virchow-Robin eindringt.

Es ist erforderlich, sich etwas eingehender mit den Anschauungen zu befassen, die in der letzten Zeit nicht selten ausgesprochen werden und von dem soeben dargelegten Standpunkt wesentlich abweichen. Am entschiedensten tritt für diese Vorstellungen von der Richtung der Strömung der Cerebrospinalflüssigkeit durch das Gehirngewebe, aber in der Weise, daß die Flüssigkeit aus dem Gehirngewebe in die Arachnoidalhöhle tritt, in ihren Arbeiten Stern ein. Der Autor stellt folgendes Schema der Zirkulation der Cerebrospinalflüssigkeit auf: Blut — Cerebrospinalflüssigkeit der Ventrikel — Nervenelemente — Zerebrospinalflüssigkeit des subarachnoidalen Raumes — Blut. Zu diesem Schema gelangt der Autor auf Grund folgender Beobachtungen:

Der Nerveneffekt, der bei der Einführung bestimmter Stoffe (Ferrocyannatrium) in die Ventrikel resultiert, ist gewöhnlich ein weit stärkerer, ein weiter greifender und ein rascherer als bei Einführung dieser Stoffe in den subduralen Raum. Um die gleiche Wirkung zu erzielen, war es in der Regel erforderlich, unter die harte Hirnhaut stärkere Dosen und größere Flüssigkeitsmengen einzuführen. Nach der Einführung verschiedener Stoffe in die Ventrikel traten sie unbedingt in der Cerebrospinalflüssigkeit des subarachnoidalen Raumes auf. Wurden dagegen die gleichen Stoffe in die subduralen Räume eingeführt, so konnten sie im Gegenteil in den Ventrikeln nur in denjenigen Fällen nachgewiesen werden, wenn das Volumen der eingeführten Flüssigkeit eine gewisse Größe überschritt, mit andern Worten, wenn der Druck im subarachnoidalen Raum infolge der Injektion beträchtlich gesteigert war. Die für das Eindringen des betreffenden Stoffes aus der Cerebrospinalflüssigkeit in das Blut erforderliche Zeit ist bei Einführung dieses Stoffes in den Subarachnoidalraum kürzer als bei seiner Einführung in das System der Ventrikel.

Auf den ersten Blick scheint der vom Autor aus seinen Beobachtungen gezogene Schluß, der seinen Ausdruck in dem oben angeführten Schema fand, richtig zu sein.

Dieser Schluß steht jedoch in einem krassen Widerspruch sowohl zu unbezweifelbaren klinischen Tatsachen als auch zu den Ergebnissen experimenteller Untersuchungen.

In der Tat, wäre das von Stern vorgeschlagene Schema richtig, so könnte im Fall eines Schließens der Öffnung aus dem System der Ventrikelhöhlen in die Arachnoidalhöhle ein innerer Hydrocephalus sich keinesfalls einstellen. Die Flüssigkeit könnte ja aus der Ventrikelhöhle im Einklang mit dem Sternschen Schema unbehindert in das Gehirngewebe, von dort in die Arachnoidalhöhle und endlich auf irgendeinem Wege (etwa durch die Pacchionischen Granulationen?) in die venösen Sinusse unbehindert übertreten. Indes lehren uns ja die klinischen Beobachtungen, daß sobald dieser oder jener Abschnitt des Ventrikelsystems isoliert ist, eine Anhäufung von Flüssigkeit innerhalb des isolierten Seitenventrikels einsetzt.

Aus den oben zitierten Versuchen von Dandy ist ebenfalls klar und deutlich zu ersehen, daß auf experimentellem Wege isolierte Seitenventrikel durch die sich in ihnen anhäufende Flüssigkeit ausgedehnt werden.

Wie sind diese Widersprüche miteinander auszusöhnen?

Offenbar ist das Schema, welches Stern selbst nicht für ein absolutes hält, unannehmbar, und müssen die Beobachtungen von Stern anders interpretiert werden.

Oben wurde darauf hingewiesen, daß in den Schlüssen von Stern nicht der Umstand in Betracht gezogen ist, daß die Arachnoidalhöhle hinsichtlich ihrer Beteiligung an der Zirkulation der Cerebrospinalflüssigkeit in zwei Abschnitte geteilt werden kann: die perivasculären Höhlen, längs deren die aus den Ventrikelhöhlen austretende Flüssigkeit in der Hauptsache sich fortbewegt, und die Hauptmasse des voneinander nicht ganz isolierten Kammern. In diesem zweiten Abschnitt der Arachnoidalhöhle, der gewissermaßen ein System von Buchten darstellt, sind die Häutchen hauptsächlich parallel der Hirnoberfläche angeordnet. Wird irgendein Stoff in den Ventrikel eingeführt, so gelangt er auf den gewöhnlichen Bahnen an die Außenfläche und verbreitet sich hier längs der Hauptströmungen nach allen Richtungen, in weitem Ausmaß das ganze Gehirn umfassend. Wird jedoch der gleiche Stoff subdural eingeführt, so verbreitet er sich in der Hauptmasse bloß lokal an der Oberfläche und dringt von den Buchten aus, in die er eingeführt wurde, bloß allmählich in die Gehirnsubstanz ein, da es hierbei für ihn erforderlich ist, in die Hauptströme der Cerebrospinalflüssigkeit zu gelangen.

Daß ein Teil dieses Stoffes sich eher im Blute erweist, als bei der Einführung in die Ventrikel, ist deswegen begreiflich, weil diejenigen Stoffmengen, die lokal in das innere Milieu des Nervengewebes eindringen, aus demselben sofort in die Venulae überzugehen beginnen, während der in die Ventrikel eingeführte Stoff vorher an die Außenfläche treten muß, sodann erst sich über die Gehirnoberfläche verteilt und in das innere Milieu des Gehirns einzutreten beginnt.

Somit liegt auf Grund der Sternschen Beobachtungen keine Notwendigkeit vor, ein Schema zu entwerfen, welches andern experimentellen und klinischen Beobachtungen widerspricht.

Das von Mestrezat aufgestellte Schema dagegen entspricht völlig der Pathogenese nicht nur des inneren Hydrocephalus, sondern auch des allgemeinen, bei welchem es sich nicht um eine Isolierung des Ventrikelsystems, sondern um eine Verringerung der Resorption der Cerebrospinalflüssigkeit infolge einer Verschliessung der Mündungen der Arachnoidalscheiden der Gefäße handelt.

Auf Grund der kritischen Betrachtung der einander widersprechenden Anschauungen über die Erscheinungen der Resorption der Cerebrospinalflüssigkeit und der Tatsachen, die diesen Anschauungen zugrunde liegen, gelangen wir zu folgendem Schluß:

Die Resorption der Cerebrospinalflüssigkeit aus der Arachnoidalhöhle erfolgt auf die Weise, daß sie durch die Arachnoidalscheiden der im Nervengewebe eingebetteten Gefäße in das innere Milieu des Gehirns übertritt und diejenigen Bestandteile ersetzt, welche aus dem inneren Milieu in das venöse System abfließen. Somit führt der Weg der Cerebrospinalflüssigkeit in das venöse Blut über das innere Milieu des Gehirns.

Es liegen keine überzeugenden Erwägungen zugunsten dessen vor, daß die Cerebrospinalflüssigkeit unmittelbar in das venöse Blut durch die Pacchionischen Granulationen oder irgendwelche andere Gebilde übertritt. Ebenso liegt kein Grund vor, den perineuralen Lymphbahnen irgendeine Rolle bei den Vorgängen der Resorption der Cerebrospinalflüssigkeit zuzuschreiben.

d) Dynamik der Zirkulation der Cerebrospinalflüssigkeit.

Welche Kräfte bewirken die Fortbewegung der Cerebrospinalflüssigkeit aus den Ventrikeln in die Arachnoidalhöhle und sodann in das innere Milieu des Gehirns? Spielt hier etwa der Unterschied im Druck in den Ventrikeln und in den venösen Gefäßen eine Rolle?

Wäre der Unterschied im Druck zwischen den Anfangs- und Endpunkten des Weges der Cerebrospinalflüssigkeit die Kraft, welche die Cerebrospinalflüssigkeit fortbewegt, so müßte dieser Unterschied ein recht bedeutender sein, da der von der Flüssigkeit zurückgelegte Weg ein sehr ungleichmäßiger, gewundener und außerordentlich erschwerter ist.

Indes ist der Druck innerhalb der Ventrikel durchaus nicht höher als der in der Arachnoidalhöhle und kann sogar niedriger sein. Jedenfalls ist der Druck in den Höhlen der Seitenventrikel beim Fehlen einer bedeutenden Ausdehnung derselben einem Atmosphärendruck nahe, da die Flüssigkeit durch eine eingestochene Nadel nicht durchfließt, sondern sich bloß an der Öffnung derselben zeigt. Gleichzeitig ist der Druck in dem Rückenmarksabschnitt der Arachnoidalhöhle unter normalen Verhältnissen höher als der Atmosphärendruck.

Übrigens ist der Druck innerhalb der Seitenventrikel gegenwärtig noch nicht so eingehend erforscht, als daß man ihn mit dem im venösen System und mit dem in den verschiedenen Abschnitten der Arachnoidalhöhle exakt vergleichen könnte.

Jedenfalls ist es wenig wahrscheinlich, daß die Cerebrospinalflüssigkeit sich infolge des Unterschiedes im hydrostatischen Druck fortbewegen sollte.

Wir können uns jedoch sehr leicht eine Vorstellung von den hier wirkenden Kräften bilden, wenn wir uns das gesamte System, innerhalb dessen die Cerebrospinalflüssigkeit sich fortbewegt, nicht im Zustand der Ruhe, sondern in dem Zustand vorstellen, wo in den Blutgefäßen das Blut kreist, wo in den Arterien und in den Venen Pulswellen ziehen.

Betrachten wir in dieser Beziehung zuerst den Endabschnitt des Weges der Zerebrospinalflüssigkeit, nämlich die Arachnoidalscheiden, die in der Gehirnsubstanz eingebettet sind. Bekanntlich öffnen sich die Arachnoidalscheiden nach der Arachnoidalhöhle hin mit einer trichterförmigen Erweiterung, und in ihrer gesamten Ausdehnung umfaßt diese Scheide ziemlich dicht das Gefäß. In pathologischen Fällen kann man sich unschwer davon überzeugen, daß die Arachnoidalscheide der Arterie sich bedeutend auszudehnen vermag und daß sodann ihre Höhle von recht bedeutendem Umfang ist.

Somit ist in dem schmalen Zylinder der Arachnoidalscheide die Arterie belegen. Es ist daher begreiflich, daß wenn die Pulswelle vorbeiläuft, sie jedesmal die Menge von Cerebrospinalflüssigkeit vor sich her treiben wird, die sich in dieser Scheide vor der Systole befand. Und gleich nach dieser Welle wird anstatt der Menge, welche wie durch einen Kolben nach der Tiefe hin getrieben wird, eine neue Flüssigkeitsportion angesogen, die sodann ihrer-

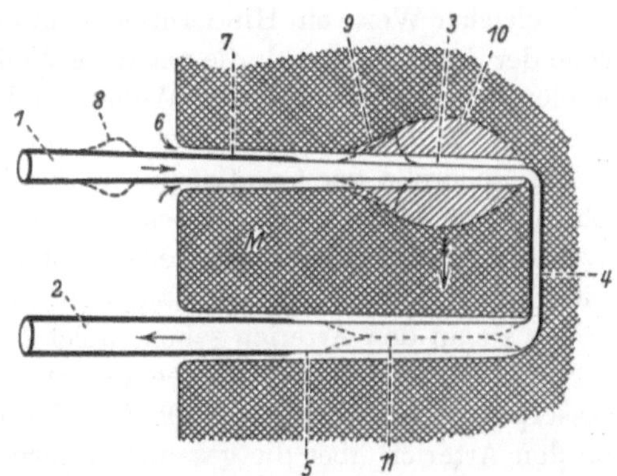

Abb. 13. Schema der pumpenden Wirkung der Pulswelle der in die Gehirnsubstanz eindringenden Arterien. *M* Gehirnsubstanz; *1* Arterie; *2* Vene; *3* Arteriole; *4* Capillare; *5* Venule; *6* Pialtrichter; *7* Arachnoidalscheide der Arterie; *8* Pulserweiterung der Arterie; *9* Hebung der Pulswelle vor der undehnbaren Capillare; *10* ampullenförmige Erweiterung der Arachnoidalscheide der Arteriole bei der Systole; *11* gleichzeitige Zusammenpressung der Venule.

seits von einer neuen Pulswelle mitgerissen wird. Mit einem Wort, ihrer Struktur nach ist die Gehirnarterie mit ihrer Arachnoidalscheide eine Pumpe, die abwechselnd die Cerebrospinalflüssigkeit aus der Arachnoidalhöhle ansaugt und sie hernach in die Tiefe des Gehirns hineinpumpt (Abb. 13).

Da die Arachnoidalscheide dort blind endigt, wo die Arteriola in die unausdehnbare Capillare übergeht, so dehnt die gesamte Pulsportion der Gehirnflüssigkeit, die nach dem blinden Ende hin getrieben wurde, sie bedeutend aus, bevor die Dilatation der Arterie diesen Punkt erreicht. Die ampullenförmige Dilatation der Arachnoidalscheide der Arteriola (Präcapillare) bewirkt die erste Pulsdilatation des Gehirns, über die sich die systolische Dilatation der Arterie lagert, welche besonders beträchtlich im Gebiet der Präcapillare ist, und zwar infolge des bedeutenden Hindernisses für die Pulswelle in Gestalt der mangelnden Dehnbarkeit der Capillare.

In die Schädelkapsel kann während der Systole genau ebensoviel arterielles Blut einströmen, wieviel gleichzeitig durch die Venen abströmen kann. Deshalb strömt in dem Augenblick, wo die Pulswelle das Gebiet der Carotis interna bei ihrem Eintritt in die Schädelhöhle erreicht, eine entsprechende Menge von Blut aus dem Sinus cavernosus teils in andere Sinusse und von dort in die Vena jugularis ab, teils durch die Augenhöhlenvene in das äußere venöse Netz. Ebenso strömt aus den wichtigsten venösen Sinussen in die Vena jugularis ebensoviel venöses Blut ab, wieviel mit der systolischen Welle durch die Art. vertebralis hineingetrieben wird.

Beim weiteren Vorschreiten der Pulswelle handelt es sich um eine gegenseitige Verschiebung des arteriellen und des venösen Blutes innerhalb des Schädels, und in dem Maße, wie das arterielle Blut in Gestalt einer positiven Welle, die einen Druck ausübt, sich immer tiefer hin fortbewegt, pflanzt sich, wenn auch in anderen Richtungen, zur gleichen Tiefe, nämlich zu den Gehirncapillaren hin, die negative ansaugende Welle des venösen Blutes fort. Ort des Zusammentreffens dieser beiden Wellen sind die entgegengesetzten Enden der Capillaren, die in gleicher Weise ein Hindernis sowohl für die einen Druck ausübende positive Welle der Arterie als auch die negative Welle der Vene bilden. Hieraus resultiert die plötzliche Erhebung beider Wellen, und hieraus folgt ihre Ausgleichung nicht durch die Capillare, sondern durch das innere Gehirnmilieu.

Die Pulswelle der Carotis, die in ihren weiteren Abschnitten zur mittleren Gehirnarterie wird, gelangt jedoch nach ihrem Austritt aus dem Gebiet des Sinus cavernosus in das Gebiet der großen Zisterne der Arachnoidalhöhle und verläuft weiter umringt von Arachnoidalgewebe in Gestalt einer ebensolchen Scheide, wie wir sie an den Arterien sehen, welche im Gehirngewebe eingebettet sind.

Somit haben wir auch hier eine Art Pumpe, die in diesem Bezirk an eine Wasserpumpe gemahnt. Die aus der Hauptzisterne getriebene Flüssigkeit wird von den Arterien über die gesamte Gehirnoberfläche fortbewegt, bis sie endlich in das blinde Ende der Arachnoidalscheide und von dort aus in das innere Gehirnmilieu hineingepumpt wird.

Die in dieser Weise aus der Hauptzisterne ausgepumpte Cerebrospinalflüssigkeit wird durch die ersetzt, welche bisher hauptsächlich durch das Pumpwerk der Art. basilaris hineingepumpt wird. Wie bereits erwähnt, ist diese Arterie von dem kanalförmigen Abschnitt der Arachnoidalhöhle umgeben, der von den Seitenabschnitten durch ein recht festes Membran von Arachnoidalgewebe getrennt ist.

Somit erfolgt die Fortbewegung der Cerebrospinalflüssigkeit nicht kraft hydrostatischer Verhältnisse, sondern kraft der Fortpflanzung der Pulswelle und der von ihr bewirkten Dilatation durch die Arterien hin. Die Cerebrospinalflüssigkeit bewegt sich deshalb fort, weil sie durch die Herz- und Arterienkontraktionen fortbewegt wird.

Diese Dynamik der Zirkulation der Cerebrospinalflüssigkeit darf man beim Studium der Pathogenese der Störungen der Zirkulation der Cerebrospinalflüssigkeit, welche die Störungen des Blutkreislaufs begleiten, nicht aus dem Auge lassen.

e) Die Rolle der Cerebrospinalflüssigkeit.

Ebenso wie über alle sonstigen Fragen, die sich auf die Cerebrospinalflüssigkeit beziehen, herrscht auch über diese Frage keine Einmütigkeit. Während die einen Autoren, wie z. B. Lange, der Cerebrospinalflüssigkeit nur die mechanische Rolle einer hydraulischen Schutzvorrichtung des Gehirns zuschreiben, nehmen zahlreiche andere Forscher an, daß diese Flüssigkeit abgesehen von dieser Aufgabe noch andere Funktionen ausübt. Aber auch hier werden zweierlei Ansichten ausgesprochen. Ein Teil der Autoren teilt die Ansicht von Mestrezat, der nachzuweisen sucht, daß die Cerebrospinalflüssigkeit kein Nährsubstrat des Nervengewebes ist, sondern ein notwendiges Milieu, das die Erregbarkeit der Nervenelemente aufrechterhält. Andere Forscher, wie z. B. Stern, sprechen sich dafür aus, daß die Cerebrospinalflüssigkeit auch das spezifische innere Milieu darstellt, aus welchem die Nervenelemente alle für ihre Tätigkeit erforderlichen Stoffe schöpfen und in welches sie die verbrauchten Produkte ausscheiden.

Über die Bedeutung der Cerebrospinalflüssigkeit als hydraulische Schutzvorrichtung des Gehirns herrscht vollste Einmütigkeit, und wir können uns ständig davon überzeugen, daß diese Rolle wirklich eine große ist. In der Tat, es genügt, eine gewisse Menge von Flüssigkeit zu entnehmen oder sie durch ein kompressibles Gas zu ersetzen, und sofort treten nicht nur quälende Kopfschmerzen ein, sondern auch das Gehirn wird gegen Erschütterungen oder gegen Blutdruckschwankungen wehrlos.

Was die ernährende Rolle der Cerebrospinalflüssigkeit anlangt, so stellen sie, wie bereits gesagt, mehrere Autoren gänzlich in Abrede. Hauptgrund für diese Ableugnung ist der Hinweis auf ihre einfachere Zusammensetzung gegenüber dem Blutplasma.

So äußert sich über die Rolle der Cerebrospinalflüssigkeit Lange folgendermaßen: „Sie zeigt eine so einfache Zusammensetzung, daß auch von dieser Seite aus die Auffassung bestärkt wird, daß wir in ihr ein außerhalb des Stoffwechsels stehendes, also gewissermaßen totes Füllmaterial zu sehen haben, das rein mechanischen Zwecken dient.‘‘

Dieses Argument ist offenbar nicht stichhaltig. In der Tat, wozu ist für eine Beteiligung am Stoffwechsel unbedingt eine komplizierte Zusammensetzung notwendig, wie können wir andererseits von einer qualitativ einfachen Zusammensetzung der Cerebrospinalflüssigkeit reden, wo sie doch sowohl Eiweißstoffe als auch Kohlehydrate und offenbar auch Hormone enthält?

Wir wissen es ausgezeichnet, daß nicht nur in den verschiedenen Organen, sondern auch in den einzelnen Zellen oder Zellengruppen des gleichen Organs beim Stoffwechsel nicht die gleichen Stoffe mitspielen. Allein in dem Nervensystem sehen wir außerordentlich mannigfaltige, hinsichtlich der beteiligten Stoffe spezifisch voneinander verschiedene Stoffwechselvorgänge.

Berücksichtigen wir jedoch die Spezifität des Stoffwechsels und stellen uns die Frage: was ist an dem Stoffwechsel des Nervensystems spezifisch, wodurch unterscheidet sich dieses von zahlreichen anderen Organen, so können wir auf Grund vieler von der Physiologie festgestellter Tatsachen darauf folgende sichere Antwort erteilen:

Für seine Tätigkeit bedarf das Nervensystem einer sehr großen Menge von Sauerstoff. Dieser Sauerstoff wird jedoch bei der Tätigkeit des Nervensystems in einer sehr geringen Menge verbraucht. Folglich werden diejenigen Stoffe, die in den Nervenzellen verbrennen und vermittelst deren Oxydierung die Wellen des Nervenstromes entstehen, in geringer Menge verbraucht, sie sind sozusagen nur schwer brennbar, weshalb auch eine starke Konzentration von Sauerstoff erforderlich ist. Diese Stoffe, die man auf den mikroskopischen Präparaten in Form eines Tigroids wahrnehmen kann, gehören bekanntlich hinsichtlich ihrer Eigenschaften zu den zusammengesetzten Eiweißstoffen. Welche Substanzen diese komplizierten Nucleoproteide zusammensetzen, ist genau noch nicht festgestellt. Aber aus der Tatsache, daß diese Stoffe in sehr geringen Mengen verbrennen, kann man schließen, daß für den Ersatz des Verbrauches, d. h. für den speziellen Umsatz in der Nervenzelle, das Vorhandensein kleiner Mengen von Material in dem inneren Milieu erforderlich ist, welches für den Aufbau der komplizierten hochmolekulären Partikel des Brennstoffs dient. Eine Überfüllung des inneren Milieus mit einer reichlichen Menge von Eiweiß-, Kohlehydrat- und Fettverbindungen wäre bei dem geringen Stoffwechsel in den Nervenzellen wohl kaum von Nutzen. Andererseits legen einige Umstände, z. B. der Umstand, daß bei gesteigerter Gehirnarbeit das Bedürfnis nach einer komplizierteren Zusammensetzung der Nahrungsstoffe sich geltend macht, den Gedanken nahe, daß am Nervenumsatz Stoffe teilnehmen, die im Blut in geringen Mengen enthalten sind.

Hieraus entspringen die bestimmten Forderungen, die an das innere Milieu des Gehirns gerichtet werden und darin bestehen, daß dieses Milieu in geringen Mengen Material von der Natur der Eiweißstoffe und Kohlehydrate enthalten muß als Quelle der Nervenenergie, während es andererseits erforderlich ist, aus den bedeutenden Blutmassen die seltenen Stoffe abzufangen und zu konzentrieren, die nicht einen Gegenstand des Massenverbrauchs bilden, aber für den Aufbau der tigroiden Substanz erforderlich sind.

Die Fähigkeit, einige Stoffe in der Cerebrospinalflüssigkeit zu konzentrieren, ist eine feststehende Tatsache. So ist es seit langem bekannt, daß der Alkohol in beträchtlichem Grade in der Cerebrospinalflüssigkeit und im inneren Milieu des Gehirns kondensiert wird. Andererseits wissen wir, daß der Alkohol zu den seltenen Bestandteilen des Blutes gehört. Im normalen Blut findet man bei völliger Abstinenz nach Straub im nüchternen Zustand 0,002% davon.

Danach zu urteilen, daß beim Gebrauch von Alkohol sogar in geringen Dosen sich bedeutende Veränderungen in den Funktionen des Nervensystems einstellen und daß gleichzeitig nur unter dem Einfluß sehr beträchtlicher Dosen und sehr langdauernden Gebrauchs primäre Störungen der Struktur der Nervenelemente auftreten können, müssen wir den Alkohol den Stoffen zuzählen, die kein Nervengift im Sinne einer Zerstörung der nervösen Elemente sind, sondern ihre Erregbarkeit bedingen.

Eine gleiche Konzentrierung in der Cerebrospinalflüssigkeit und folglich auch im inneren Gehirnmilieu findet auch hinsichtlich des Natriumchlorids statt.

Daß die Cerebrospinalflüssigkeit die Eigenschaft besitzt, die Erregbarkeit zu steigern, stellte unter anderem Del Priore durch seine Versuche über die Kontraktionen des Kaninchenherzens fest.

Zu den gleichen Schlüssen kam noch früher auf Grund seiner Versuche an isolierten Organen Fleig.

Somit ist die Cerebrospinalflüssigkeit nicht einfach Gehirnwasser, dazu bestimmt, die zarte Struktur des Gehirns zu umspülen und vor mechanischen Insulten zu schützen, sondern zeichnet sich in physiologischer Hinsicht durch eine Eigenschaft aus, die gerade für die Nervenzellen, deren Tätigkeit auf der Reizbarkeit beruht, von großer Bedeutung ist. Diese spezifische Eigenschaft, die dem spezifischen Stoffwechsel in der Nervenzelle entspricht, ist durch die eigenartige spezifische Zusammensetzung bedingt, der ähnlich bloß die wässerige Augenflüssigkeit und die Endolymphe des inneren Ohres sind.

Was das letztere Gebilde anbetrifft, so ist die Höhle, in der dasselbe sich befindet, ein abgeschnürter Fortsatz der Ventrikelhöhlen und erhält offenbar seine Flüssigkeit aus den perilymphatischen Räumen, welche mit den Arachnoidalräumen der hinteren Schädelkammer in direkter Kommunikation stehen.

Für die Ähnlichkeit der Zusammensetzung der Cerebrospinalflüssigkeit und des Humor aqueus des Auges gibt Stern folgende sehr plausible Erklärung: Der Mechanismus der Bildung des Humor aqueus ist wenn nicht identisch, so doch jedenfalls dem Mechanismus der Bildung der Cerebrospinalflüssigkeit sehr nahekommend. In der Tat gemahnt das Organ, welches den Humor aqueus produziert, nämlich die Uvea, hinsichtlich seiner Struktur an die Plexus choroidei: die Uvealgefäße sind mit einer Epithelschicht bedeckt, die wahrscheinlich auf die Stoffe des Blutplasmas eine elektive Wirkung ausübt.

Von Interesse sind auch die Ausführungen dieses Autors über die Rolle der Cerebrospinalflüssigkeit als Nährsubstrat:

„Eine Flüssigkeit, die als Nährsubstrat zu dienen hat, muß begreiflicherweise alle für den Stoffwechsel erforderlichen wichtigsten organischen und anorganischen Stoffe enthalten. Andererseits muß diese Flüssigkeit die Möglichkeit sich zu erneuern besitzen, ohne dabei eine gewisse Beständigkeit ihrer Zusammensetzung einzubüßen. Betrachtet man von diesem Standpunkt aus die Cerebrospinalflüssigkeit, so nehmen wir in derselben die Anwesenheit aller wesentlichen Nährstoffe wahr, andererseits jedoch einen fast völligen Mangel an Stoffen, die für die Ernährung von keiner unmittelbaren Bedeutung sind, wie z. B. an Fermenten und Antikörpern. Wir haben somit eine Flüssigkeit vor uns, die vom Standpunkt der Ernährung aus möglichst vereinfacht ist und die deshalb leichter als andere Flüssigkeiten des Organismus die Beständigkeit ihrer Zusammensetzung bewahren kann. Es bedarf wohl kaum des Hinweises, daß die Konstanz des Milieus, welches sich in unmittelbarer Berührung mit den hochdifferenzierten Nervenelementen befindet, eine der wichtigsten Vorbedingungen für ihre normale Tätigkeit bildet ... Resumieren wir die Angaben, über die wir gegenwärtig hinsichtlich der Zusammensetzung, der Bildung und der Zirkulation der Cerebrospinalflüssigkeit verfügen, so ist zu sagen, daß nichts der Annahme entgegensteht, daß die genannte Flüssigkeit eben ein Nährsubstrat für die nervösen Elemente darstellt.“

Nimmt man ferner an — und dies ist durch zahlreiche experimentelle Untersuchungen festgestellt —, daß die Stoffe aus dem Blut in das innere Milieu wenn nicht ausschließlich, so doch in der überwiegenden Menge nur durch Vermittlung der Cerebrospinalflüssigkeit gelangen, so kann die Schlußfolgerung dahin lauten, daß das Zentralnervensystem ein spezielles Organ besitzt, welches für dasselbe das spezifische innere Milieu ausliest. Dieses Organ sind die Choroidaldrüsen, deren Produkt, bevor es an Ort und Stelle hinbefördert wird, die Cerebrospinalflüssigkeit ist und dabei noch die Rolle einer hydraulischen Schutzvorrichtung ausübt.

Bei der Organisation der Versorgung des Zentralnervensystems funktioniert ein differenzierterer Apparat nicht nur in dem Sinne, daß die Funktionen der Transsudation, der Resorption und der Sauerstoffzufuhr auf spezielle Abschnitte des Gefäßsystems verteilt sind und infolgedessen ein Drainagehilfssystem in Wegfall kam, sondern auch in dem Sinne, daß die Transsudation von Nährstoffen in das innere Milieu des Gehirns hinein konzentriert, in einem speziellen auslesenden Organe erfolgt. —

Ist jedoch in einem solchen Fall das Eindringen irgendwelcher Stoffe aus den Arteriolen in das innere Gehirnmilieu möglich, und welchen Sinn besitzt die durch pathologisch-anatomische Befunde bewiesene Permeabilität der Arteriolen nicht nur für gelöste Stoffe, sondern auch für die geformten Elemente des Blutes?

Diese Frage beantworten helfen uns die Versuche mit intravitaler Färbung.

Im Jahre 1913 veröffentlichte Rachmanow eine Arbeit über intravitale Färbung des Zentralnervensystems mit Isaninblau und Trypanblau. Diese Untersuchungen ergaben unter anderem, daß die Farbe von den Zellen der Arachnoidalscheiden der Gehirngefäße aufgenommen wird, während das innere Gehirnmilieu und die Nervenzellen selbst von der Farbe völlig frei waren. Und nur im Tuber cinereum enthielten die Zellen Farbkörnchen. Von besonderem Interesse ist dieses verschiedene Vordringen der Farbe in die verschiedenen Abschnitte des Zentralnervensystems.

In der letzten Zeit wurde die Nervenpathologie durch eine große Anzahl sowohl experimenteller als auch klinisch-anatomischer Angaben bereichert, die davon zeugen, daß die sogenannte hämato-cerebrale Barriere für alle Abschnitte des Zentralnervensystems keine einheitliche ist. Es stellte sich heraus, daß zahlreiche Toxine, darunter auch das Toxin der epidemischen Encephalitis, nicht im gleichen Maße in das Nervengewebe eindringen und deshalb dasselbe nicht im gleichen Maße schädigen. Es zeigte sich, daß Stoffe verschiedener Natur und verschiedener Eigenschaften bei ihrer Einwirkung auf das Nervensystem bestimmte beliebte Angriffsstellen aufweisen.

So sind bei der Encephalitis gerade diejenigen Gebiete affiziert, die entweder an der Regelung der Konstanz der Blutzusammensetzung teilnehmen, oder durch bestimmte, im Blut gelöste Stoffe in einen tätigen Zustand versetzt werden.

Es liegt auf der Hand, daß das Schlafzentrum, welches zur Tätigkeit durch zahlreiche Reize und darunter durch die Ermüdungsprodukte, die im Blute zirkulieren, normalerweise angeregt wird, nicht vornehmlich und als erstes auf die Anwesenheit dieser Produkte im Blut in gesteigerter Menge reagieren könnte, wenn eine gemeinsame hämatocerebrale Barriere im Niveau der Choroidaldrüsen existieren würde. Während diese Ermüdungsprodukte nach allen Teilen des Gehirns nicht vordringen sollen und deshalb auch nicht über die Barriere der Choroidaldrüsen hinaus vordringen, ist offenbar ihr Eindringen in das Gebiet des Schlafzentrums eine unerläßliche Vorbedingung dafür, daß dieses Zentrum seine Funktion auszuüben vermag.

Abgesehen vom Schlafzentrum, welches im Bereich der zentralen grauen Substanz um den Aquaeductus Sylvii lokalisiert ist, wird bei der Encephalitis häufig das Corpus striatum affiziert, das die Bedeutung der Veränderungen der Blutzusammensetzung für den Organismus beurteilt, das Tuber cinereum, wo die obersten Zentren der quantitativen Regulierung des Blutgehaltes an diesen oder jenen Stoffen konzentriert sind, die Kerne des Hinterhirns, wo die Tätigkeit der das Blut schaffenden und normierenden Apparate automatisch geregelt wird. Mit einem Wort, bei der Encephalitis beobachten wir vornehmlich eine Affektion der Regionen des Nervensystems, wo die lokale Barriere auch im physiologischen Zustand keine absolute ist, wo die Nervenelemente für eine chemische Beeinflussung vom Blute her besonders zugänglich sind.

Bei einigen Fällen von toxischen Encephalitis sehen wir im allgemeinen die gleiche Lokalisation des Prozesses.

Das Studium dieser lokalen Barrieren ist Sache der Zukunft, ihr Vorhandensein ändert jedoch nicht im geringsten an dem Satz, daß die Rolle der Cerebrospinalflüssigkeit eben darin besteht, als inneres Milieu des Gehirns zu dienen.

6. Der Kontraktionsapparat des Gehirns.

Die fünfte Eigentümlichkeit der Blutzirkulation des Gehirns ist die Fähigkeit des Gehirns zur Kontraktion, nachdem es durch die arterielle Blutwelle dilatiert worden ist. Das Gehirn pulsiert. Das ist eine vollkommen sicher gestellte Tatsache. Ebenso unterliegt es keinem Zweifel, daß sich dabei das Nervengewebe selbst und nicht nur das äußere Gefäßsystem dilatiert. Solange die Pulswelle sich im Gefäßnetz der Oberfläche fortpflanzt, wird die Volumzunahme des arteriellen Blutes ohne jegliche Schwierigkeit durch die Entleerung des venösen Netzes kompensiert. Und nur wenn die Pulswelle in die Gehirnsubstanz eindringt, kann diese Kompensierung nur dadurch erfolgen, daß das venöse Blut aus denjenigen Venen verdrängt wird, die im Nervengewebe belegen sind. Somit wird bei der Dilatation der Arteriola ein Teil der Nervensubstanz von der Arteriola zur Venula hin verdrängt, wobei in der gleich nachfolgenden Periode der ursprüngliche Zustand sich wieder einstellt. Dieser Vorgang verlangt offenbar eine gewisse Zeit und kann nicht so rasch stattfinden wie in einem flüssigen Milieu oder im System der größeren Gefäßnetze. Infolgedessen tritt eine Periode ein, wo die Arteriolae mehr gefüllt sind, als die Venulae sich zu entleeren Zeit haben. Im Verlauf eben dieser Periode ist die Gesamtmasse der Gehirnsubstanz mehr voluminös. Eine solche Vergrößerung ist wiederum nur möglich dank der Verdrängung eines entsprechenden Volumgehaltes aus der Schädelhöhle.

Was wird nun dabei aus dem Schädel verdrängt? Nach Lange ist es die Cerebrospinalflüssigkeit, die dabei in den Rückenmarkskanal verdrängt wird, wo sie offenbar den Platz einnehmen muß, der im System des epiduralen Plexus vom venösen Blut freigemacht wurde. Wie bereits erwähnt, liegt für eine derartige Auffassung kein Grund vor. Es spricht nichts dafür, daß der Druck im venösen System des epiduralen Plexus niedriger ist als im venösen System des Schädels und dabei in einem solchen Grade, daß diese Druckdifferenz den Widerstand der Fortbewegung der Cerebrospinalflüssigkeit in einem sehr zerteilten Bett überwinden könnte.

Die natürlichste Auffassung von diesen Verhältnissen besteht darin, daß die Volumzunahme des Gehirngewebes auf Rechnung dessen erfolgt, daß das venöse Blut aus dem System der Sinusse verdrängt wird, aus denen der Abfluß durch nichts erschwert ist.

Kehren wir jedoch zu dem zurück, was während des Pulsierens des Gehirns in seinem Gewebe vor sich geht. Es ist klar, daß die Kraft, die das Gehirn ausdehnt, die der Pulswelle ist, welche in das Nervengewebe das arterielle Blut und die Cerebrospinalflüssigkeit hineinpumpt. Diese Flüssigkeit wird sodann in das innere intercelluläre Milieu hineingetrieben. Anfangs bewegen sich die Gehirnelemente von den Arteriolae zu den Venulae hin fort und schieben sodann voneinander ab infolge der Zunahme des Volumens der intercellulären Flüssigkeit. Dies ist das Ergebnis der Wirkung der Pumpkräfte des Herzens und der Arterien.

Es fragt sich nun, welche Kräfte das Gehirngewebe in den ursprünglichen Zustand zurückversetzen. Offenbar kann man diese Kräfte als elastische bezeichnen, da sie die Lagerung der Gewebselemente nach ihrer systolischen Deformation wieder herstellen. Wenden wir uns zu den Strukturelementen, so haben wir das Substrat der elastischen Kräfte nur in zwei Richtungen zu suchen: Unzweifelhaft ist das Capillarnetz, das aus einer recht dichten Verflechtung von elastischen Röhrchen besteht, ein elastisches Skelett. Dies wäre der *passiv* elastische Apparat. Es liegt jedoch ausreichender Grund zu der Annahme vor, daß das Nervensystem außer diesem passiv elastischen Skelett noch einen *aktiv* wirkenden Kontraktionsapparat besitzt, der mit einer Zusammenziehung seiner ausgedehnten Teile reagiert. Als solcher ist die faserige Glia zu betrachten, die mit ihren Füßchen den Gehirngefäßen anhaftet und durch ihre dünnen Fasern mit dem Nervengewebe fest verflochten ist.

In pathologischen Fällen, wo große Mengen von Zerfallsprodukten die Zirkulationsbahnen des inneren Gehirnmilieus versperren, wo auch die Arachnoidalscheiden der Gefäße von absperrenden Gebilden eingenommen sind, ganz besonders bei der progressiven Paralyse beobachten wir eine Hypertrophie dieses elastischen Apparates. Seine Hypertrophie äußert sich sowohl in der Entwicklung von Hilfssträngen zwischen den Capillaren als auch in einer hochgradigen Hypertrophie der Gefäßfüßchen der Glia und selbst der Körper derjenigen Gliazellen, welche an den Gefäßen befestigt sind.

Die Hilfsstränge zwischen den Capillaren sind, wie die klassischen Arbeiten von Alzheimer zeigten, bei der progressiven Paralyse außerordentlich reich entwickelt und bilden das Ergebnis des Auftretens von Seitenfortsätzen an den Wandungen der Capillaren. Ursprungsstelle dieser Fortsätze sind die Endothelzellen, denen sich auch Elemente anschließen, welche sich aus den Adventitiazellen entwickeln und sowohl ihrem Ursprung als auch ihrem Aussehen nach den Stäbchenzellen entsprechen.

Zerletti, Mingazzini und in der letzten Zeit auch Spielmeyer sind jedoch geneigt, in den Bindegewebsbrücken zwischen den Capillaren nicht Neubildungen von Capillaren zu erblicken, wie dies Alzheimer tat, sondern regressierende, verödete Capillaren.

Dieser Ansicht widersprechen immerhin die histologischen Bilder, die uns Alzheimer zeichnet, und aus denen es klar hervorgeht, daß diese Brücken ohne Höhlungen sich in Gestalt von Fortsätzen aus der Gefäßwand entwickeln. Besonders lehrreich sind die Entwicklungsstadien, wo an der Capillarwand erst ein Sproß vorhanden ist, und die weiteren Etappen, auf denen der Fortsatz im Nervengewebe mit einem freien Ende abschließt, ohne bis an die andere Capillare herangewachsen zu sein.

Betrachten wir diese Gebilde nicht als ungeordnete plastische Prozesse, sondern als eine bestimmte kompensatorische Reaktion des Bindegewebes und beurteilen wir die Bedeutung dieser Reaktion im System der Zirkulation, indem wir sie der gleichzeitig eintretenden plastischen Reaktion der Gefäßglia entgegenhalten, so können wir den Schluß ziehen, daß diese Reaktion letzten Endes *eine Hypertrophie des elastischen Apparates des Gehirns sowohl in seinem passiven als in seinem aktiven, contractilen Teil darstellt.*

Wenn bei pathologischen Zuständen, wo die Zirkulationsbahnen des inneren

Gehirnmilieus durch bedeutende Massen von Zerfallsprodukten gesperrt sind (und wohl kaum gibt es Fälle, die in dieser Hinsicht die progressive Paralyse übertreffen), gerade das passiv elastische Capillarennetz des Gehirns und der aktiv contractile gliöse Apparat an den Gefäßen hypertrophieren, so übt offenbar dieser Apparat in seinem normalen Zustand und unter normalen Verhältnissen *die* Funktion aus, daß er das innere Gehirnmilieu fortbewegt. Das heißt dieser Apparat gleicht im ganzen genommen dem passiv und aktiv contractilen Apparat der arteriellen Wand: In diesem wie in jenem Falle erfolgt die Fortbewegung der Flüssigkeit durch die Wirkung des Druckes der Herzkontraktion, die eine Ausdehnung des elastischen Apparates hervorruft, und durch die reaktive Kontraktion dieses Apparates.

Der Unterschied besteht jedoch hier darin, daß während im Arteriensystem eine Fortbewegung des Blutes, und sei es auch eine weniger vollkommene, auch ohne Beteiligung des elastischen Apparates der Arterien möglich ist, eine Zirkulation des inneren Gehirnmilieus ohne Beteiligung des elastischen Apparates des Gehirns wohl kaum möglich ist.

In der Tat ist der Aggregatzustand des Nervengewebes ein solcher, daß die feinsten Strukturelemente auf das engste miteinander verflochten sind, daß die Räume, in denen das innere Gehirnmilieu zirkuliert, ein System kleinster capillarer Spältchen darstellen, so daß die Fortbewegung in denselben sogar bei beträchtlichen Druckdifferenzen nur außerordentlich langsam erfolgen kann.

Davon ist es nicht schwer, sich mit großer Anschaulichkeit zu überzeugen, wenn man ein Modell des Aggregatzustandes des Gehirns erbaut. Zu diesem Zwecke kann man trockene Gelatine nehmen, sie in ein feinstes Pulver verwandeln und in Form einer Schicht quer in einem Glaszylinder zwischen Netzen unterbringen, die mit Filtrierpapier ausgekleidet sind. Feuchtet man dieses Gelatinepulver an, so erhalten wir hier ein System feinster Capillarräume, und die Zirkulation durch dieselben ist ganz außerordentlich verlangsamt, sogar bei sehr bedeutenden Druckdifferenzen zu beiden Seiten der Schicht.

Indes besitzen wir im Gehirn neben größeren Flächen von Strukturelementen noch solche, die mikroskopisch unmeßbar sind, ganz besonders im Gebiet der sogenannten Neuropile.

Somit wird das Nervengewebe nicht passiv überflutet. Da es contractil ist, treibt es gleich der Arterie das innere Milieu durch sich hindurch. Das Gehirn ist ein wahrhaftes peripheres Herz, ohne dessen Beteiligung die Zirkulation des inneren Milieus unmöglich wird, trotzdem der Blutkreislauf noch fortdauern kann.

Dieser strenge Unterschied zwischen dem Blutkreislauf durch das Gehirn und der Zirkulation des inneren Milieus ist von großer Bedeutung für die richtige Auffassung zahlreicher pathologischer Prozesse und vor allem für das Verständnis der Bildung von Lakunen infolge einer Erweichung um die Arteriolae herum, die ihr Lumen bewahrt haben.

Verfolgen wir die Pulswelle, so können wir uns vorstellen, daß sie, sobald sie in den Capillaren mit unnachgiebigen Wandungen auf ein Hindernis stößt, sich im Nervengewebe, das ja elastisch ist, bis zu den Venulae fortpflanzt.

Es liegt auf der Hand, daß im Verlauf der Zeitspanne, wo die Pulswelle sich von der Präcapillare bis zur Postcapillare fortpflanzt, eine gewisse Vergrößerung des Volumens des Nervengewebes in jedem Punkte desselben unvermeidlich ist. Dieser Umstand bedingt die Pulsschwankungen des Gehirnvolumens.

Die Analyse der Kurve der Gehirnpulsationen zeigt, daß es sich hier nicht um eine arterielle Kurve handelt, sondern um eine eigenartige, kompliziertere, die durch die Volumsveränderungen des Nervengewebes bedingt ist.

7. Die Pacchionischen Granulationen.

Wie gut das Versorgungssystem des Zentralnervensystems dank der größeren Differenzierung der Funktionen auch eingerichtet sein mag, so tritt doch bei dauernder Arbeit des Gehirns, besonders wenn die contractile Fähigkeit des Gehirns herabgesetzt ist, unvermeidlich ein Ödem des Gehirngewebes ein. Dieses Gehirnödem vergrößert natürlich sein allgemeines Volumen, und da eine Zunahme des Volumens nur auf Rechnung einer Verdrängung der entsprechenden Menge von venösem Blut aus dem Schädel möglich ist, so nimmt dabei auch das Lumen der venösen Sinusse ab. Bei einem Anwachsen des Ödems könnte es zu einer vollständigen Obliteration des Lumens der Sinusse kommen. Dies würde jedoch einen völligen Stillstand der Blutzirkulation bedeuten. Wenn jedoch dies bei maximalen Volumszunahmen aus irgendwelchen Gründen (Ödem infolge von angestrengter Arbeit, Ödem infolge von Atonie des contractilen Apparates, innerer Hydrocephalus, Gehirntumor) nicht erfolgt, so ist dies dem Vorhandensein spezieller Schutzvorrichtungen zu verdanken, die längs der Sinusse belegen sind, deren Zusammenpressung den Blutkreislauf ganz besonders empfindlich beeinflussen könnte. Diese Vorrichtungen tragen die Bezeichnung „Pacchionische Granulationen".

Sie sind so gelagert, daß sie die venösen Sinusse vor einem äußersten Zusammendrücken durch eine Erweiterung des Großhirns schützen, welches offenbar die größte Amplitude der Arbeitsdilatation aufweist.

Die Pacchionischen Granulationen stellen äußerst interessant gebaute, fixierende Apparate dar. Sie sind kolbenförmige Ausstülpungen des Arachnoidalsackes in das Innere der harten Hirnhaut hinein und besitzen eine Höhlung, die mit der Arachnoidalhöhle kommuniziert. Gewöhnlich taucht der Kolben der Granulation in eine Vene der harten Hirnhaut, die mit einem Sinus anastomosiert. Auf diese Weise nähert sich der Druck innerhalb des Kölbchens dem in der Arachnoidalhöhle des betreffenden Bezirkes. Von außen erfährt das Kölbchen einen Druck, der sich dem im Sinus nähert. Nimmt man an, daß diese Ausstülpung des Arachnoidalsackes sich zu dilatieren fähig ist, so kann man hieraus folgern, daß das Volumen des Kölbchens eine Funktion von einem sich ändernden Verhältnisse der Drucke der Cerebrospinalflüssigkeit und des venösen Blutes im betreffenden Bezirke ist. Je mehr der Druck der Flüssigkeit den des venösen Blutes übertrifft, desto größer ist das Volumen des Kölbchens der Pacchionischen Zotte.

Mit ihrer Basis (Hals des Kölbchens) sitzt die Zotte an der Außenfläche des Arachnoidalsackes an den konvexen Teilen des Gehirns, d. h. an denjenigen Stellen, wo das innere und das äußere Blatt des Arachnoidalsackes zu einer einzigen Schicht verklebt und mit der gliösen Grenzschicht des Gehirns fest verwachsen sind. Somit sitzen die Pacchionischen Granulationen letzten Endes fest auf der Gehirnoberfläche, so daß sie gegen dieselbe nicht verschoben werden können (Abb. 14).

Jetzt wollen wir uns all diese Verhältnisse im Falle eines allmählichen An-
schwellens des Gehirns vorstellen, das, wie gesagt, nur auf Rechnung einer Ver-
kleinerung der venösen Behälter, darunter der Sinusse, erfolgen kann. Die oberen
Ränder der Hemisphären werden dabei der Mittellinie zustreben und das Blut
allmählich aus dem oberen Longitudinalsinus zu verdrängen suchen. Dieser me-
dialen Verschiebung des Kammes der Hemisphären stehen jedoch die Pacchionischen Zotten hinderlich im Wege, und je mehr die Zirkulation der Cerebrospinalflüssigkeit erschwert, je größer folglich der Unterschied im Druck zwischen der
Cerebrospinalflüssigkeit und dem venösen Blut ist, um so mehr werden die Kölbchen
der Zotten dilatiert, desto fester wird das Kölbchen an der harten Hirnhaut fixiert,
desto weniger sind seitliche Verschiebungen des Kammes der Hemisphären möglich.

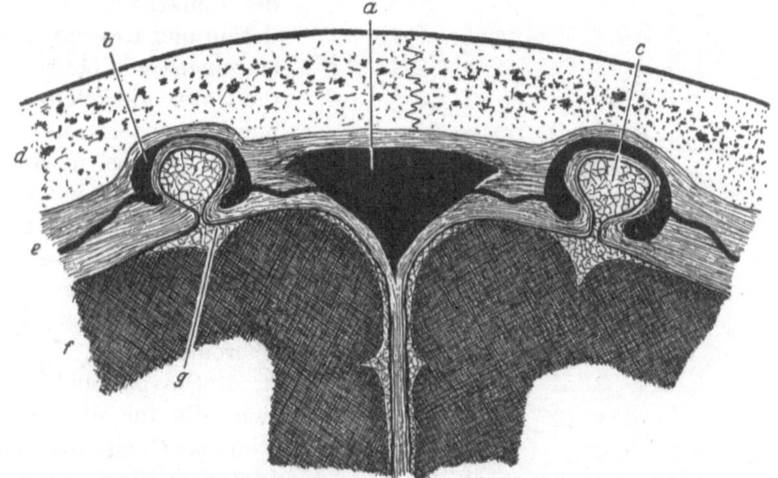

Abb. 14. Schema der Beziehung der Pacchionischen Granulationen zum Sinus. *a* Querschnitt vom oberen
Longitudinalsinus; *b* mit ihm anastomosierende Duralvene; *c* Pacchionische Granulation; *d* Schädelknochen; *e* harte Hirnhaut; *f* Gehirnrinde; *g* Arachnoidalhöhle.

Diese Fixation wird noch durch den Umstand verstärkt, daß dabei die fibrösen
Stränge gespannt werden, die perpendikulär zur Richtung des Sinus belegen sind,
den Hals des Kölbchens umfassen und in der Art einer Klemme wirken.

Von Studierenden und sonstigen Personen, die sich mit anstrengender und
dauernder geistiger Arbeit befassen, bekam ich mehrmals zu hören, daß wenn
sie sich im Zustand der Ermüdung befinden und einen Druck im Kopf zu fühlen
beginnen, sie bei fortdauernder geistiger Anstrengung plötzlich ein Knarren im
Scheitelgebiet zu hören beginnen. Dieses Knarren hört sofort auf, wie die betreffende Person ihre Aufmerksamkeit zu konzentrieren aufhört, und tritt bei
erneuerter geistiger Anspannung von neuem auf. Es ist nun sehr wahrscheinlich,
daß das Knarren im Gebiet der Pacchionischen Granulationen vor sich geht,
die im fibrösen Gewebe der harten Hirnhaut eingeklemmt werden. Augenschein-
lich vermag ohne jegliche Metapher infolge von angestrengter Gehirnarbeit der
Schädel zu knarren.

8. Die grundlegenden Schlüsse über das System der Zirkulation im Gehirn.

Resümieren wir unsere Betrachtungen über die Struktur des Versorgungsapparates im Zentralnervensystem, so kommen wir zu folgenden Schlüssen:

1. In demjenigen Teil des Blutgefäßsystems, wo ein Austausch zwischen dem Blut und dem inneren Milieu stattfindet, besteht im Gehirn eine Differenzierung derjenigen Funktionen, die in anderen Organen gewöhnlich von den Capillaren ausgeübt werden, und zwar transsudieren hier die Präcapillaren, resorbieren die Postcapillaren, versorgen mit Sauerstoff die Capillaren.

2. Diese Differenzierung der Funktionen wird dadurch erreicht, daß die Gehirncapillaren undilatierbar und für Flüssigkeiten impermeabel sind und deshalb der pulsierenden Blutströmung einen sehr großen Widerstand entgegensetzen und eine große Druckdifferenz zwischen den Prä- und Postcapillaren bewirken.

3. Dank dieser Verteilung der Funktionen der Transsudation und Resorption auf die einzelnen Gefäßbezirke kommt die Notwendigkeit eines Drainagehilfssystems, nämlich des Lymphsystems, in Wegfall.

4. Die Transsudation von Stoffen, die für die Arbeit des Gehirns in allen seinen Abschnitten erforderlich sind, erfolgt zentralisiert in den Choroidaldrüsen.

5. Die spezielle Transsudation, die für die Arbeit bestimmter Gehirnabschnitte erforderlich ist, da deren Tätigkeit durch Stoffe angeregt wird, die im Blut zirkulieren, wird durch die Präcapillaren bewirkt. Die präcapillare hämatocerebrale Barriere ist für verschiedene Gehirnbezirke spezifisch.

6. An der pulsierenden Fortbewegung des inneren Gehirnmilieus nimmt der Kontraktionsapparat des Gehirns teil.

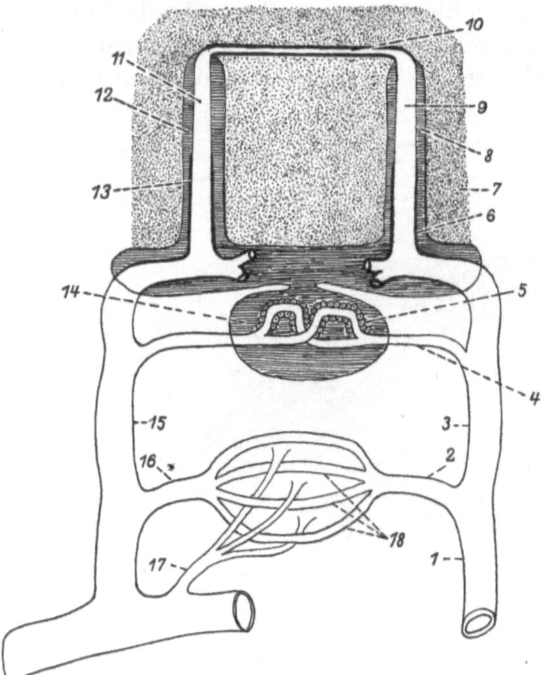

Abb. 15. Vergleichendes Schema der Zirkulation im Bereiche der Art. carotis int. (cerebrale Zirkulation) und der Art. carotis ext. *1* Art. carotis communis; *2* Art. carotis ext.; *3* Art. carotis int.; *4* Art. chorioidea; *5* Gland. choroidea (Plex. choroid.); *6* in die Hirnsubstanz eindringende Arterie; *7* Hirnsubstanz; *8* arterielle Arachnoidalscheide; *9* präcapillare Arterie; *10* Capillare; *11* postcapillare Vene; *12* venöse Arachnoidalscheide; *13* wegtragende Vene; *14* Ventrikelhöhle; *15* Vena jugularis int.; *16* Vena jugul. ext.; *17* Ductus thorac.; *18* Gesichtscapillaren.

Das in Abb. 15 dargestellte Schema dient zum Vergleich des Baues des Zirkulationssystems des Gehirns mit dem des Zirkulationssystems in anderen Organen. Für diesen Vergleich nahmen wir das Bereich der Art. carotis communis; dieses zerfällt in das Gebiet der Art. carotis externa, wo der Bau des Apparates der Blutzirkulation mitsamt dem Hilfssystem der für die anderen Organe gewöhnliche ist, und in das Gebiet der Art. carotis interna, wo ein Hilfsdrainagesystem nicht vorhanden ist, aber dafür ein Zentralapparat für die Transsudation des inneren Milieus in Gestalt des Systems der Choroidaldrüsen existiert.

Dies ist das Grundschema der Organisation der Versorgung des Zentralnervensystems. Aber hiermit ist die gesamte Kompliziertheit ihres Aufbaues nicht erschöpft. Die aus dieser Organisation sich ergebenden Folgen erheischen weitere Einrichtungen, und die weitgehende Differenzierung der Gehirnfunktionen bedingt zahlreiche spezielle Besonderheiten im Bau des Versorgungsapparates, die innerhalb der Grenzen des allgemeinen Schemas variieren.

Außerdem verlangt die differenzierte Arbeit des Gehirns eine sehr feine Verteilung der Versorgung. Für die Ausübung dieser komplizierten Funktionen sind Vorrichtungen besonders im Gebiet des venösen Systems vorhanden.

In der Folge, wenn wir die Blutverteilung betrachten, werden wir auch die Besonderheiten im Aufbau des Blutgefäßsystems in den einzelnen Gehirnbezirken kennen lernen.

II. Die Funktionen der Blutverteilung bei der Arbeit des Gehirns.

1. Die Alternativen in der Blutverteilung.

Gegenwärtig ist es eine unbezweifelbare Tatsache, daß das arbeitende Organ viel mehr Blut zugeführt bekommt als dasselbe Organ in der Ruhe.

Die Versuche von Krogh mit der intravitalen Injektion von chinesischer Tusche zeigen, daß im arbeitenden Muskel die Anzahl der offenen Capillaren um mehr als das zehnfache die im ruhenden Muskel übertrifft.

Wenn in den anderen Organen (Leber, Gehirn) nach den Forschungsergebnissen desselben Autors die Verringerung der Blutversorgung in der Ruhe sich auch nicht in einem Verschluß des Lumens eines Teiles des Capillarnetzes äußert, so unterliegt es nichtsdestoweniger keinem Zweifel, daß auch in diesen Organen der tätige Zustand stets mit einer Steigerung der Menge des das Organ durchströmenden Blutes einhergeht. Speziell ist dies hinsichtlich des Gehirns festgestellt worden. Es wurden Beobachtungen über den Zustand der Blutfülle in bestimmten Gehirnbezirken, wenn sie eine bestimmte Aufgabe ausführten, bei Menschen mit Schädeldefekten ausgeführt.

Übrigens bedarf die Tatsache einer reicheren Versorgung des Organs im tätigen Zustand keines Beweises. Hier taucht eine andere Frage auf: auf welche Weise erfolgt diese Anpassung der Blutversorgung an die Arbeitsbelastung des Organs?

Diese Frage ist sehr kompliziert und vor allem deswegen, weil wir hier auf Variabeln von drei Kategorien stoßen, deren Funktion eben die Proportion zwischen der Blutversorgung und der Größe der Arbeitsleistung ist.

Die erste Kategorie von Erscheinungen, die den Zustand des versorgenden Systems beeinflussen und ihrerseits von dem Tätigkeitsgrad des Organs abhängen, sind die chemischen Veränderungen des inneren Milieus bei der Arbeit des Organs.

Es ist offensichtlich — und dies wird besonders gut durch die Versuche von Krawkow an isolierten Organen illustriert —, daß von der chemischen Zusammensetzung des Blutes der Grad der Leistungsfähigkeit des Capillarnetzes im Organ abhängt.

Ebbecke, der diese Frage berührt, weist darauf hin, daß eine Selbstregulierung des Zustandes der Capillaren in Abhängigkeit davon, wie ausgiebig die Stoffwechselprozesse verlaufen, stattfindet. Bei unzulänglichem Blutzufluß, bei ungenügendem Stoffaustausch zwischen dem Blut und dem inneren Milieu des

Gewebes sind die Verbrennungsvorgänge der Eiweißstoffe unvollständig, und die dabei auftretenden Zwischenprodukte, wie z. B. das Histamin, wirken elektiv auf die Capillarwandungen ein, indem sie diese erweitern und die Transsudation steigern, obwohl gemäß den Untersuchungen von Dale das Histamin auf die glatte Muskulatur und auf die Arterien kontrahierend einwirkt.

Die Rolle des Histamins und des Pituitrins bei der lokalen Regulierung der Transsudation aus den Capillaren schildert Ebbecke folgendermaßen:

„Diese beiden typischen Substanzen sind deshalb von Bedeutung, weil sie oder ihnen nahe verwandte Stoffe wahrscheinlich schon normalerweise bei der Regulierung der Capillarweite eine Rolle spielen. In ihrer Wirkung auf die Capillaren und auch auf die Pigmentzellen der Froschhaut findet Krogh dem Pituitrin ganz ähnlich eine Substanz, die in jedem Blutserum enthalten ist. Vom Histamin, das sich aus der Aminosäure des Histidin durch Dekarboxylierung ableitet, ist es wahrscheinlich, daß es nicht nur als Produkt bakterieller Eiweißzersetzung, sondern schon im Zellstoffwechsel als ein Zwischenprodukt des Eiweißabbaues bei unvollständiger Verbrennung auftritt. Man kann sich demnach eine chemische Selbstregulierung der Gewebsversorgung vorstellen, indem bei einer dem Bedarf nicht entsprechenden Blutzufuhr ein sonst die Capillaren tonisierender Stoff verbraucht wird, oder indem hierbei neue, die Capillaren erweiternde Stoffe als unvollkommene Abbauprodukte im Gewebe entstehen; eine Anpassung der Blutversorgung an den Bedarf nach Art einer Selbsthilfe des Gewebes, die vom Nervensystem unabhängig ist, gewöhnlich allerdings durch periphere und zentrale Reflexe unterstützt wird."

Auf die Bedeutung der Stoffwechselprodukte für den Gefäßtonus lenkte die Aufmerksamkeit bereits im Jahre 1880 Gaskell. Er fand damals, daß die Milchsäure den Tonus herabsetzt. Bayliss zeigte, daß die gleiche Wirkung auch der Kohlensäure zukommt.

Hooker bestätigte ebenfalls diese Angaben und konnte feststellen, daß der Gefäßtonus herabgesetzt wird unter der Einwirkung von Kohlensäure, Harnstoff und Kali- und Natriumionen, während unter der Einwirkung von Sauerstoff und Calciumionen der Tonus gesteigert wird.

Ohne in weitere Einzelheiten eingehen zu wollen, können wir die These akzeptieren, daß an der lokalen Regulierung der Prozesse der Transsudation aus den Gefäßen in das innere Milieu, mit anderen Worten, an der Regulierung der lokalen Blutversorgung der Gewebe Stoffe teilnehmen, die sich im Ergebnis des Stoffwechsels bilden. Dies ist die Selbstregulierung der qualitativen Seite des Stoffwechsels auf dem Wege der Veränderungen im Wechselverhältnis zwischen der Menge der aus dem Blut tretenden Stoffe und der Menge der Stoffe, die in das innere Milieu aus den Zellen als Produkte der sich in ihnen abspielenden chemischen Prozesse eintreten.

Hieraus ist es völlig klar, daß in Abhängigkeit von den Schwankungen der Weite des Capillarnetzes, die einen sehr hohen Grad erreichen können, die Verteilung des Blutes auf die einzelnen Organe entsprechend der Größe ihrer Arbeit sozusagen post factum erfolgen kann. Eine solche konsekutive Verteilung des Blutes, und zwar eine völlig dezentralisierte, wäre jedoch sehr unvollkommen, falls neben den lokalen chemischen Faktoren nicht noch andere eingreifen würden.

Als die zweite Kategorie von Erscheinungen, die den Zustand des Versorgungssystems beeinflussen, sind die Erscheinungen hydraulischer Natur anzuerkennen.

Die Sache ist die, daß wir es in jedem gegebenen Augenblick mit einem Gefäßsystem von bestimmter Kapazität zu tun haben, das mit einer bestimmten Menge von Flüssigkeit gefüllt ist. In diesem System besitzt die Flüssigkeit bei ihren Fortbewegungen eine lebendige Kraft von verschiedener Größe und übt auf die Gefäßwandungen einen ungleichen Seitendruck aus. Jeder Druckunterschied kann sich in der Flüssigkeit gemäß dem Pascalschen Gesetz sofort ausgleichen. Wir können annehmen, daß inwiefern diese Flüssigkeit mit veränderlichen Geschwindigkeiten sich fortbewegt, hier das hydrostatische Gesetz von Pascal sich nicht in seiner reinen Form äußern kann, sondern daß hydrodynamische Gesetze vorherrschen. Dies bedeutet jedoch nicht, daß im Endresultat die hydrostatischen Summanden schwinden. Offenbar verteilt sich auch in einem dynamischen System, in welchem sich ein gewisses labiles Gleichgewicht einstellt, jede Drucksteigerung an dem einen Ort gleichmäßig nach allen Richtungen hin.

Deshalb verändert, unabhängig von den lokal verschiedenen Drucken im Gefäßsystem, bedingt durch ständig einwirkende Ursachen, jede lokale plötzlich eintretende Vergrößerung oder Verringerung der Kapazität des Gefäßbettes den inneren Druck im gesamten System. Und da an jedem gegebenen Ort der Zustand der Kapazität des Gefäßnetzes durch die Wechselwirkung zwischen den kontrahierenden Kräften der Wandung samt dem Druck des umgebenden Gewebes und den dilatierenden Kräften des inneren Druckes bedingt wird, so ist es offensichtlich, daß jede lokale Erweiterung des Gefäßnetzes gemäß den Gesetzen des hydrostatischen Gleichgewichtes unweigerlich eine überall eintretende Einschränkung der Kapazität in dem übrigen Netz hervorrufen muß.

Wären keine anderen Regulatoren der Blutverteilung vorhanden, so würden wir auch in einem solchen Fall stets eine gegenseitige Bedingtheit der Versorgung der im gegebenen Augenblick arbeitenden und nicht arbeitenden Organe antreffen. Jede gesteigerte Funktion irgendeines Organs würde den Druck im ganzen System unvermeidlich herabsetzen. Wie wir wissen, ist dies in Wirklichkeit nicht der Fall, da gleichzeitig mit den hydrostatischen Einflüssen auf die Blutverteilung auch die nervösen Regulatoren wirksam sind und diese gerade spielen bei der Blutverteilung unzweifelhaft die ausschlaggebende Rolle. Dies bedeutet jedoch nicht, daß bei der Blutverteilung Erscheinungen hydrostatischer Natur nicht mitwirken.

Hochgradige hydrostatische Störungen kann man auf experimentellem Wege hervorrufen. Von den zahlreichen in dieser Richtung ausgeführten Arbeiten will ich bloß auf die Versuche von François-Franck hinweisen, der eine Erweiterung des Gefäßnetzes in den vorderen Extremitäten und im Kopf durch Zusammendrücken der Bauchaorta oder durch Reizung des peripheren Endes des Splanchnicus hervorrief.

Wenn wir somit die Erscheinungen der Blutverteilung studieren, dürfen wir nicht daran vergessen, daß in das Endresultat auch die hydrostatische Summande eingeht.

Die dritte Kategorie von Faktoren, die die Blutverteilung beeinflussen, ist die komplizierteste und die wichtigste. Dies ist das System der nervösen Regulatoren der Blutversorgung.

An der äußersten Peripherie ist, die Gefäße umspinnend, das sympathische Netz belegen. Man kann annehmen, daß die chemischen und physikalischen Ein wirkungen auf dieses System Reaktionen hervorzurufen vermögen und daß diese peripheren Abschnitte des Nervensystems an der lokalen Regelung der Blutversorgung tätigen Anteil nehmen.

Aber bereits mit größerer Bestimmtheit kann man von dem Vorhandensein eines cerebrospinalen Gefäßreflexes auf Schmerz- und Temperaturreize sprechen. Darauf weisen Fälle von Affektion des Rückenmarks hin, in denen Schmerzreize an den Hautbezirken, die den zerstörten Segmenten des Rückenmarkes entsprechen, keine Gefäßreaktion hervorrufen. Bekanntlich dienen als vasomotorische Kerne des Rückenmarks Zellgruppen, die in dem Seitenfortsatz der vorderen Hörner belegen sind. In diesem Gebilde besitzen wir eine Vertretung des gesamten peripheren verteilenden Gefäßnetzes. Von hier aus erfolgt eine exakte Verteilung des Blutes im ganzen Körper.

Dieser spinale Verteilungsapparat nimmt nicht nur Anteil an der reflektorischen Blutverteilung, sondern erfüllt ähnlich den in der Nachbarschaft belegenen motorischen Kernen des Rückenmarks auch die Aufgaben, die ihm vom Zentrum her diktiert werden, und diese Aufgaben gehen der Arbeit der Muskeln und der Drüsen parallel.

Wir wissen es ausgezeichnet, daß bei der Ausführung irgendeiner Bewegung an derselben nicht nur die Muskeln teilnehmen, die diese Bewegung ausführen, sondern daß auch gleichzeitig ihre Antagonisten sich verlängern und erschlaffen. Auf diese Weise geht jeder Impuls nach irgendeiner Zellgruppe hin in gleicher Weise mit einer Bremsung von Zellen einher, deren Tätigkeit der der ersteren antagonistisch ist. Dies sind nicht zwei besondere Impulse, die vom Zentrum ausgehen, sondern ein einziger, der jedoch infolge seiner Verknüpfung mit den untergeordneten Neuronen erregend auf die einen Neuronen und hemmend auf die anderen einwirkt.

Es ist sehr wahrscheinlich, daß derselbe zentrale, z. B. pyramidale Impuls, der die motorischen Zellen der Kerne des Rückenmarks erregt und hemmt, gleichzeitig in entsprechendem Maße die vasoconstrictorischen Zellen der sympathischen Kerne des Rückenmarks hemmt und hierdurch eine Erweiterung der Gefäße und eine Zunahme der Transsudation in dem arbeitenden Muskel hervorruft und diejenigen Abschnitte dieser sympathischen Kerne erregt, welche der antagonistischen Gruppe entsprechen, weshalb die Menge der Transsudation hier sinkt. Somit hat man sich die Sache so vorzustellen, daß zwischen der Verteilung der Arbeit und der Verteilung der Blutversorgung infolge der Arbeit ein vollständiger Parallelismus herrscht.

Im Apparat der lokalen Wirtschaftsverwaltung, als den wir ja das Rückenmark zu betrachten haben, erfolgt somit die innere Verteilung der an Ort und Stelle vorhandenen Ressourcen. Es ist jedoch klar, daß die Gesamtmenge des zugeführten Blutes den hochgradig veränderten Aufwendungen entsprechen muß und der Gesamthaushalt des ganzen Organismus in jedem gegebenen Augenblick ein geordneter zu sein hat. In der Tat sehen wir, daß diese Ordnung des Zusammenhanges vorhanden ist, und deshalb ist es erforderlich klarzulegen, durch welche Apparate und auf welche Weise die Versorgung des gesamten Organismus und jeden Teils desselben entsprechend der Arbeit in jedem gegebenen Augenblick sichergestellt wird.

Was die Regulierung der allgemeinen Blutversorgung anlangt, die durch die

Veränderung der Geschwindigkeit des vollständigen Blutkreislaufs bewirkt wird, so ist hier am wichtigsten die Regulierung der Herztätigkeit. Dies ist ein sehr komplizierter Vorgang, es unterliegt jedoch keinem Zweifel, daß an demselben auch das Zentralnervensystem tätigen Anteil nimmt. Wenn wir im Gebiet des Vagus eine reflektorische Einrichtung von lokaler Bedeutung besitzen, ähnlich den Einrichtungen im Rückenmark für die Skelettmuskulatur, so ist daneben ein bestimmtes Zentrum vorhanden, das die quantitative Seite der Herzarbeit reguliert und nicht nur der Herzarbeit allein, sondern auch der Größe der Gesamtzirkulation, erzielt durch die gesamte Tätigkeit der Gefäße, des Herzens, der Lungen und wahrscheinlich auch anderer Organe, die so oder anders den Grad der Blutversorgung zu beeinflussen vermögen. Nach Analogie mit allen anderen zentralen Regulatoren der quantitativen Seite der einzelnen Zweige des inneren Haushalts des Organismus kann man annehmen, daß dieser zentrale Regulator der Versorgung in der subthalamischen Region belegen ist.

Abgesehen davon, daß entsprechend der Veränderung der summarischen Tätigkeit des Organismus, die einen verschiedenen Grad der Versorgung verlangt, sich die Geschwindigkeit der Blutzirkulation im gesamten Organismus verändert, geht noch eine Verteilung der Blutmasse über die ausgedehnten Territorien des Organismus in Abhängigkeit von der Richtung der Tätigkeit vor sich. Ganz besonders ist in die Augen springend diese anfängliche grobe Verteilung der Blutmasse über die einzelnen Bezirke bei heftigen emotionalen Reaktionen. So erweitert sich beim Schreck das Gefäßnetz der inneren Organe und des Gehirns bei gleichzeitiger Zusammenziehung des Gefäßnetzes der äußeren Teile des Kopfes und der Extremitäten. Somit wird hier aus dem Apparat für die emotionale Beurteilung der Situation, nämlich aus dem Sehhügel, eine ganz bestimmte Alternative der Blutverteilung in ausgedehnten Bezirken diktiert.

Bei der Emotion von der entgegengesetzten Bedeutung, nämlich beim Gefühl des Vergnügens, stellt sich die Alternative der Blutverteilung in den gleichen großen Bezirken ein, aber in einer anderen Kombination. Hier erweitert sich das Gefäßnetz der Außenteile des Kopfes, während die Blutversorgung der inneren Organe eingeschränkt wird.

Geistige Arbeit geht mit einer Erweiterung der Gehirngefäße und der Eingeweidegefäße einher bei gleichzeitiger Kontraktion der Gefäße der Extremitäten und der Außenteile des Kopfes.

Von Interesse ist in dieser Beziehung die Beobachtung von Weber, die darin besteht, daß wenn man einem Hypnotisierten bestimmte motorische Vorstellungen suggeriert, man mittels des Plethysmographen eine Erweiterung der Gefäße im entsprechenden Gebiet feststellen kann. Diese und ähnliche Beobachtungen veranlaßten einige Autoren, in der Hirnrinde vasomotorische Zentren zu suchen. Direkte Experimente mit Entfernung von Hirnrinde ergaben jedoch keine vasomotorischen Störungen.

Wie soll man nun den scheinbaren Widerspruch auffassen? Einerseits treten bei einer wenn auch geringfügigen Erregung der motorischen Region der Gehirnrinde, wie dies bei der Suggestion von motorischen Vorstellungen der Fall ist, den Vorstellungen entsprechende Veränderungen der Blutverteilung ein, während es andererseits auf keine Weise gelingt, in irgendeiner Region des Gehirns ein vasomotorisches Zentrum aufzufinden?

Mir will es scheinen, daß hier die Sache sich sehr einfach verhält, wenn wir uns dessen erinnern, daß im Rückenmark neben den peripheren motorischen Neuronen vasomotorische Kerne belegen sind, und daß die von den spontan-motorischen Zentren der Gehirnrinde ausgehenden Impulse nicht nur die Arbeit unter die Protagonisten und Antagonisten verteilen, sondern auch gleichzeitig unter dieselben auch die Blutmenge verteilen.

Daß die alternativen Erscheinungen bei der Blutverteilung bei emotionalen Zuständen nicht von der Gehirnrinde abhängen, obwohl das Auftreten eines solchen Zustandes im hohen Grade von derselben abhängt, erhellt aus den Beobachtungen von Rothmann an einem Hunde, bei dem die Gehirnrinde entfernt worden war und der bei Gereiztheit Bosheit äußerte, die mit einer Injektion der Konjunktiven einherging.

Es ist sehr wahrscheinlich, daß nicht nur die Regulierung der Gesamtmenge der Zirkulation im ganzen Organismus, sondern auch die nach dem Ökonomieprinzip erfolgende Verteilung der Blutmasse über größere Bezirke ihr Zentrum in derselben subthalamischen Region besitzt.

Von all diesen Alternativen, für die ich oben Beispiele angeführt habe und deren Anzahl groß ist, interessieren uns nur diejenigen, welche eine unmittelbare Beziehung zur Dynamik des Blutkreislaufs im Gehirn haben, obwohl, streng gesagt, es keine einzige Schwankung der Blutzirkulation von irgendwie bedeutenderem Umfang geben kann, die auch nicht den Blutkreislauf im Gehirn alterierte.

Wie bereits hervorgehoben wurde, wird bei einigen Emotionen und bei der Gehirntätigkeit eine bestimmte Alternative zwischen den Außenteilen des Kopfes und dem Gehirn, mit anderen Worten, zwischen dem Gebiet der Carotis externa und dem der Carotis interna beobachtet.

Gehen wir zum Gebiet der Carotis interna über, so treffen wir von neuem auf eine Alternative zwischen der Gehirnrinde und den subcorticalen Ganglien. Diese Alternative werden wir in der Folge näher kennen lernen.

Bevor wir zu einem eingehenderen Studium der Alternative zwischen der Carotis externa und Carotis interna übergehen, möchte ich betonen, daß inwiefern bestimmte Funktionen nicht von einem einzigen Organ, sondern von einer Gesamtheit vieler ausgeübt werden, von denen jedes in einem bestimmten Maße teilnimmt, auch die zentralisiert erfolgende Blutverteilung nicht nach einzelnen Organen, sondern nach Funktionen erfolgt. Somit besitzen wir eine Funktion der Blutverteilung beim Gehen, eine Funktion der Blutverteilung bei der Verdauung, eine solche bei der Arbeit des Gehirns, wobei im letzteren Fall die Blutverteilung bei emotionalen Reaktionen und bei geistiger Arbeit, d. h. bei der Arbeit der Gehirnrinde, verschieden vor sich geht. Endlich sehen wir auch bei der Arbeit der Gehirnrinde eine verschiedene Blutverteilung je nach der Natur dieser Arbeit. So unterscheidet sich die Blutverteilung in der Gehirnrinde beim Erinnern, beim Reproduzieren einer in der Gehirnrinde verzeichneten persönlichen Erfahrung, von der beim Lösen einer bestimmten Aufgabe.

2. Die Besonderheiten im Bau der Temporalarterien.

Wir gehen nun zur Alternative zwischen den Gebiet der Carotis externa und Carotis interna über. Obwohl hier Erscheinungen einer Alternative auf dem Wege plethysmographischer Messungen nachgewiesen werden können, so kann man eigentlich mit größerem Grund davon sprechen, daß obzwar diese beiden Gebiete ·Blut aus der Carotis communis zugeführt erhalten, sie doch unabhängig voneinander funktionieren und die Menge des beide durchströmenden Blutes eine verschiedene sein kann.

Freilich kennen wir Fälle, wo eine Blutfülle des gesamten Kopfes sowohl im Gebiet der Carotis externa als auch in dem der Carotis interna vorhanden ist. Wir beobachten auch eine allgemeine Dilatation der Gefäße in der gesamten Region des Kopfes reflektorischer Natur bei einer Reizung der Kopfhaut oder der Nasenschleimhaut. Bekannt sind auch Fälle von gleichzeitiger Kontraktion der Gefäße innerhalb des Schädels und in der Region des Gesichtes, wobei dieser Gefäßspasmus nur die eine Hälfte desselben betreffen kann.

Daneben bewirkt eine Steigerung der Blutversorgung des Gehirns bei gesteigerter geistiger Arbeit, wie bereits gesagt, nicht nur keinen Blutandrang zum Gesicht, sondern bewirkt im Gegenteil eine Kontraktion des Gefäßnetzes der Carotis externa.

Diese Verhältnisse kann man folgenderweise formulieren: Jedesmal, wo ein Reflex eintritt, der die Blutversorgung in der Region des Kopfes, d. h. im gesamten Gebiet der Carotis communis, vergrößert oder verringert, betreffen diese Schwankungen der Blutversorgung gleichzeitig sowohl das Gehirn als auch die äußeren Teile des Kopfes. Kommt jedoch ein Apparat in Bewegung, der die Blutversorgung des Gehirns vergrößert, so wird die Blutversorgung der äußeren Teile nicht alteriert oder nimmt sogar etwas ab.

Eine derartige differenzierte Versorgung in der Region des Kopfes unterscheidet sich im Grunde genommen in nichts von der Versorgung anderer Körperteile. Ebenso wie überall handelt es sich hier um eine Dilatation des Gefäßnetzes, ganz besonders desjenigen, welches transsudiert. Im ersteren Abschnitt jedoch besteht, wie oben dargelegt, ein radikaler Unterschied zwischen dem Bezirk, der von der Carotis externa, und dem, der von der Carotis interna versorgt wird. Wie sich das Netz der Präcapillaren und Postcapillaren im Gehirn auch erweitern mag, so bleibt doch stets ein Bezirk von nicht transsudierenden Capillaren bestehen, der ein ständig eingeschaltetes Hindernis darstellt. Dieses Hindernis wird um so größer sein, je größer die Stromgeschwindigkeit ist.

Andererseits ist die Stromgeschwindigkeit des Blutes in den Gehirngefäßen eine größere als in den andern Organen. Zur Bestätigung hierfür kann man folgende Zahlen anführen, die verschiedenen, einstweilen noch spärlichen Arbeiten entlehnt sind; mir gelang es nicht, Hinweise auf eine unmittelbare Messung aufzufinden, teilweise Angaben finden wir jedoch in der Arbeit von Stewart. Er bestimmte die Zeit, während welcher das in die das betreffende Organ versorgende Arterie eintretende Blut sich in der abführenden Vene zeigt. Diese Geschwindigkeit des Durchströmens des Blutes durch die Organe eines Kaninchens stellt sich folgendermaßen dar: durch die Niere 6,2 bis 8,2 Sekunden, durch den Darm 3,6 Sekunden, durch den Magen 6,4 Sekunden, durch die Netzhaut 1,8 Sekunden. Aus diesen Zahlen ist zu ersehen, daß die Geschwindigkeit des Durchströmens des Blutes durch die Retina, deren Blutkreislauf ein Teil des Gehirnblutkreislaufs ist, bedeutend größer ist als in den anderen Organen.

Anders kann es sich auch nicht verhalten, wenn wir die relative Größe des Querschnittes des arteriellen Stromes der Menge des durch denselben in der Zeiteinheit fließenden Blutes entgegenhalten.

Die Messungen von Thoma ergaben das Verhältnis der vierten Potenz der
Radien des gesamten arteriellen Bettes des betreffenden Organs, als ob es sich
um das Bett einer einzigen Arterie handeln würde, zu dem Gewicht des betreffenden Organs. In seiner Formel figuriert die vierte Potenz des Radius des Arterienrohrs deswegen, weil entsprechend der Formel von Poisseuille die Menge einer
durch den betreffenden Querschnitt strömenden Flüssigkeit der vierten Potenz
des Durchmessers des Querschnitts proportional ist. Für verschiedene Organe
des Hundes wurden vom Autor folgende Größen berechnet: Niere 1,4, Art. coeliaca
0,86, Art. mesenterialis superior 1,05, Zunge 1,00, Gehirn 0,47.

Aus diesen Zusammenstellungen ist zu ersehen, daß die relative Größe des
arteriellen Bettes, welches das Blut zum Gehirn trägt, sehr klein ist, und sogar
in dem Fall, wenn durch das Gehirn in der Zeiteinheit ebenso viel Blut pro Gewichtseinheit fließen würde wie z. B. durch die Niere oder durch die Zunge, so
müßte auch dann die mittlere Geschwindigkeit des arteriellen Stromes im Gehirn
eine um zwei- bis dreimal größere sein als in diesen Organen.

Wie jedoch zahlreiche Untersuchungen an Tieren zeigen, übertrifft die Menge
des das Gehirn in der Zeiteinheit pro Gewichtseinheit passierenden Blutes um ein
bedeutendes die betreffende Menge der anderen Organe und bleibt nur hinter den
Hormonaldrüsen zurück.

Dies kann nur in dem Fall erfolgen, wenn die Geschwindigkeit des Blutstroms
im Gehirn eine größere ist als in den anderen Organen und speziell eine größere
als im Gebiet der Carotis externa.

Somit sind die dynamischen Verhältnisse im Gebiet der Carotis externa und
der Carotis interna völlig voneinander verschieden, wobei im Gebiet der Carotis
interna ein gewisser unveränderlicher Faktor in Gestalt der sich nicht ausdehnen-
den Capillaren vorhanden ist.

Jetzt wollen wir mal zusehen, welche strukturellen Besonderheiten im Gebiet
der Carotis externa vorhanden sind.

Die Aufmerksamkeit der Forscher fesselte in dieser Beziehung schon seit
langem eine der Verzweigungen der Carotis externa, die oberflächlich belegen und
deshalb der direkten Beobachtung leicht zugänglich ist, nämlich die Art. temporalis superficialis. Zwei Besonderheiten dieser Arterie springen ins Auge: ihre
Schlängelung und in der Regel das Fehlen einer sichtbaren Pulsation.

Bekanntlich tritt eine Schlängelung der Arterien infolge arteriosklerotischer
Veränderungen in demselben auf. Deshalb übertragen viele Ärzte mechanisch
diese Bedeutung der Schlängelung der anderen Arterien häufig auch auf die Temporalarterie und messen dem geschlängelten Verlauf der Schläfenarterien die
gleiche Bedeutung bei.

Sahli dagegen macht warnend darauf aufmerksam, daß der geschlängelte
Verlauf der Art. temporalis superficialis ihr als Arterie zukommt, die an einer
allzu sehr beweglichen Stelle gelegen ist.

Daß die Schlängelung der oberflächlichen Schläfenarterie nicht der Ausdruck
einer Arteriosklerose ist, darin hat Sahli recht: bei genügend dünner Haut, bei
genügend oberflächlicher Lage dieser Arterie kann man sich häufig davon überzeugen, daß sie auch bei jungen Leuten, die nicht den geringsten Hinweis auf
eine Arteriosklerose darbieten, geschlängelt ist. Sahli irrt jedoch, wenn er den
Grund dieser Schlängelung darin sucht, daß die oberflächliche Schläfenarterie

in einem beweglichen Bezirk gelegen ist. In der Tat kann man sich unschwer davon überzeugen, daß in der Richtung, in der der geschlängelte Abschnitt der Art. temporalis superficialis belegen ist, bei allen möglichen Bewegungen der Gesichtsmuskulatur keine irgendwie erhebliche Ortsveränderung der Fascie stattfindet, auf der die Arterie belegen ist, oder der Haut, in deren Zellgewebe sie eingeschlossen ist, und daß bei diesen Bewegungen eine Streckung der Arterie nicht zustandekommt. Die größten Verschiebungen der Haut an der Schläfe erfolgen in einer Richtung, die zum Verlauf der Arterie senkrecht ist. Außerdem sind die Biegungen häufig so scharf, daß sie durch ein Bedürfnis zur Anpassung an die Längsverschiebungen des Gewebes nicht zn erklären sind. Diese Eigentümlichkeit, nämlich die normale Schlängelung, kommt nicht nur der Art. temporalis superficialis zu, sondern auch anderen Zweigen der Carotis externa, sobald sie ein gewisses Kaliber erreichen.

Eine zweite Besonderheit der oberflächlichen Schläfenarterie besteht darin, daß trotzdem sie oberflächlich belegen und deutlich sichtbar ist, Pulsdilatationen an ihr nicht zu bemerken sind. Wenn man sie mit dem Finger komprimiert, kann man natürlich die Pulsschwankungen des Druckes wahrnehmen, voluminöse Pulsschwankungen sind jedoch nicht wahrzunehmen. Dies ist um so beachtenswerter, als wir bei der gleichen Person Pulsschwankungen an der Radialis sehen, die ja tiefer verborgen in einer Furche verläuft.

Als ich bei zahlreichen Personen die Aufmerksamkeit auf eine Pulsation der Art. temporalis superficialis lenkte, konnte ich mich davon überzeugen, daß bei den meisten Personen ein sichtbarer Schläfenpuls wirklich nicht vorhanden ist. Somit ist dieses Fehlen als die Norm zu betrachten. Bei einigen Personen hingegen beobachtet man als Abweichung von der Norm eine Pulsation bald beider Seiten, bald nur der einen Seite. Bisweilen beschränkt sich die Pulsation auf einen Abschnitt der sichtbaren Schläfenarterie, der dem Ohr näher belegen ist.

Man könnte annehmen, daß diese Besonderheit der oberflächlichen Schläfenarterie von der Struktur ihrer Wand abhängt, in der im Vergleich z. B. mit der Radialis das Verhältnis zwischen dem elastischen Gewebe und dem Muskelgewebe zugunsten des ersteren gestört ist. An einem vorläufig noch unzureichenden anatomischen Material konnte ich eine Bestätigung dieser Annahme finden.

Somit nähern sich in ihrem Bau die Schläfenarterien in ihrem geschlängelten Teil den größeren zentralen Arterien an.

Im Einklang damit steht auch die Natur der Pulskurve der Schläfenarterie. Bei Tigerstedt finden wir hierüber folgende Angaben:

„Ferner zeigte R. Tigerstedt, daß sowohl im Carotispuls wie im Pulse der Art. brachialis am oberen Teil des Oberarmes die Eigenschaften des Aortapulses in allen Einzelheiten nachgewiesen werden können, indem hier die erste und zweite Vorschwingung, die Anfangsschwingung, die steile Senkung und die Nachschwingung ganz wie im Aortapuls auftreten, nur sind die betreffenden sekundären Wellen hier vielleicht etwas abgeflacht.

Diese Befunde sind später von Hess, O. Mueller und E. Weiss an der Subclavia und Carotis, sowie von Wiggers und Kaiser in der Carotis in allen Einzelheiten bestätigt worden.

Mehr peripherwärts verschwinden die kleinen sekundären Wellen allmählich immer vollständiger. Nichtsdestoweniger bleibt der trapezartige Verlauf der Pulskurve, mehr oder minder deutlich ausgeprägt, noch lange bestehen.

Schließlich geht auch die trapezähnliche Form des Hauptschlages verloren, und die Gipfel desselben stellt nunmehr eine abgerundete Spitze dar.

Die unter Anwendung der Herztonkapsel Franks von O. Mueller und E. Weiss aufgenommenen Pulskurven haben ergeben, daß in der oberen Extremität die charakteristische Veränderung der Pulsform im allgemeinen schon oberhalb der Mitte des Oberarms stattfindet.

Am Kopfe behält die Pulskurve noch in der Arteria temporalis den trapezförmigen Verlauf und läßt auch vielleicht die erste Vorschwingung noch erkennen. Zuweilen treten aber auch Spuren von den kleineren sekundären Wellen daselbst auf."

Aus diesen Befunden ist zu ersehen, daß während der Radialpuls alle Eigenschaften eines peripheren Pulses besitzt, der Puls der Schläfenarterie den Charakter eines zentralen Pulses, des Aortapulses völlig bewahrt.

Welche Bedeutung besitzt die Schlängelung und die gewisse normalerweise vorhandene Rigidität der Schläfenarterie vom Standpunkte der Hydraulik aus?

Mir gelang es nicht, spezielle hydraulische Arbeiten aufzufinden, die ähnlichen Fragen gewidmet wären.

Indem die Hydraulik das Fließen von Flüssigkeiten in Röhren erforscht, beschäftigt sie sich hauptsächlich mit starren Röhren und gibt für diese Fälle empirisch aufgefundene Formeln. Außerdem handelt es sich hier um eine stetige Strömung, aber nicht um eine pulsierende. Somit ist es schwer, diese Daten für die Lösung der hier gestellten Frage zu benutzen.

Um mich ungefähr in dieser Frage orientieren zu können, stellte ich eine Reihe von Versuchen an elastischen Röhren mit Biegungen an, durch welche Wasser in pulsierenden Strömen floß. Die Versuche bestanden in folgendem: es wurde ein Gummiballon mit zwei Ventilen benutzt, der die Flüssigkeit in einer Richtung strömen ließ, beim Zusammendrücken die Flüssigkeit in die eine Röhre pumpte, während beim Nachlassen des Druckes die Flüssigkeit aus dem Gefäß vermittelst einer andern Röhre angesogen wurde. Das Zusammendrücken erfolgte durch einen frei fallenden Hebel mit einer beweglichen Belastung. Indem man die Fallhöhe veränderte und die Belastung längs des Hebels fortbewegte, konnte man die Größe des Anfangsdruckes, unter welchem die Flüssigkeit aus dem Ballon in die Röhre getrieben wurde, regulieren. Diese Anfangsröhre war an einem Metallaufsatz befestigt, dessen Hauptkanal sich in eine vertikal aufgestellte Röhre von 4 mm Durchmesser und in zwei unter einem spitzen Winkel auseinander gehende horizontal aufgestellte Röhre von 1,5 mm Durchmesser hinein fortsetzte. Die vertikale Röhre war mit einem Manometer vermittelst einer mit Wasser gefüllten dickwandigen Gummiröhre verbunden. Die auseinandergehenden horizontalen Röhrchen waren mit weichen Gummiröhrchen von 1,5 mm Durchmesser und von gleicher Länge (74 cm) verbunden.

Eine Reihe von Beobachtungen wurde nun in der Weise angestellt, daß man eine bestimmte Anzahl von Pulsationen (200) mit einem bestimmten Maximaldruck im Anfangsteil der Röhren vornahm und die Menge des durch jede der Röhren strömenden Wassers maß. Die Ergebnisse einer der Serien dieser Beobachtungen sind in nebenstehender Tabelle dargestellt.

Betrachten wir diese Zahlen, so sehen wir, daß die Verringerung der Menge der ausströmenden Flüssigkeit der Anzahl der Biegungen direkt proportional ist. Bereits an diesen beiden Reihen macht sich bei aller Nähe ihrer Größen der Einfluß des Druckes auf die prozentuale Verringerung der Menge der ausströmenden Flüssigkeit bemerkbar: bei größerem Druck verbraucht jede Biegung einen relativ größeren Prozensatz des Andrangs. Um die Bedeutung des Druckes für

<table>
<tr><td colspan="2" align="center">Druck ca. 110 mm Hg.</td><td colspan="2" align="center">Druck ca. 150 mm Hg.</td></tr>
<tr><td align="center">Anzahl der
Biegungen</td><td align="center">Verringerung der
Flüssigkeitsmenge
in %</td><td align="center">Anzahl der
Biegungen</td><td align="center">Verringerung der
Flüssigkeitsmenge
in %</td></tr>
<tr><td align="center">2</td><td align="center">3,60</td><td align="center">2</td><td align="center">3,54</td></tr>
<tr><td align="center">4</td><td align="center">8,50</td><td align="center">4</td><td align="center">8,65</td></tr>
<tr><td align="center">6</td><td align="center">10,75</td><td align="center">6</td><td align="center">10,00</td></tr>
<tr><td align="center">8</td><td align="center">14,68</td><td align="center">8</td><td align="center">16,68</td></tr>
<tr><td align="center">10</td><td align="center">18,70</td><td align="center">10</td><td align="center">20,00</td></tr>
<tr><td align="center">12</td><td align="center">24,00</td><td align="center">12</td><td align="center">24,00</td></tr>
<tr><td align="center">14</td><td align="center">27,50</td><td align="center">14</td><td align="center">28,00</td></tr>
<tr><td align="center">16</td><td align="center">29,70</td><td align="center">16</td><td align="center">30,90</td></tr>
<tr><td align="center">18</td><td align="center">35,70</td><td align="center">18</td><td align="center">36,30</td></tr>
</table>

die Größe des von jeder Biegung verbrauchten Anpralls klarzulegen, stellte ich Beobachtungen an der Menge der ausfließenden Flüssigkeit bei zehn Biegungen und wechselndem Druck an. Bei dieser Versuchsanordnung wird ein um so größerer Teil des Andrangs verbraucht, je höher der Druck ist. Das Tempo dieser Steigerung nimmt jedoch mit der Höhe des Druckes ab und strebt einer gewissen ständigen Größe zu.

Diese Erscheinung kann man folgendermaßen auffassen: solange die Drucke von der Größe sind, daß sie das Gummirohr nur wenig dilatieren und auf diese Weise die Strömung in demselben fast ebenso wie in einer starren Röhre erfolgt, verbraucht jede Biegung einen um so größeren Anteil des Andrangs, je größer der Druck ist. Beginnen sich jedoch elastische Kräfte daran zu beteiligen, so wird der Anteil des Verbrauchs von der Größe des Druckes unabhängig.

Im Lichte dieser Daten, die allerdings einer eingehenderen experimentellen und theoretischen Bearbeitung noch bedürfen, können wir die funktionelle Bedeutung der Besonderheiten im Bau der Art. temporalis superficialis begreifen. Offenbar besitzt auch hier jede Biegung die Bedeutung einer Einrichtung für den Verbrauch des Andrangs, die den Widerstand ausgleicht, welchen im Gebiet der Carotis interna die undehnbaren Capillaren darstellen. Aber dieser Verbrauch würde bei Erhöhung des Druckes nicht so sehr ansteigen, wenn die Schläfenarterien leicht dilatierbar, wenn sie nach dem Typus der peripheren Arterien gebaut wären und ebenso wie diese arbeiten würden und nicht die Natur zentraler Arterien mit dem Charakter eines zentralen Pulses besäßen.

Wenn somit die Schläfenarterie mit ihrer natürlichen Rigidität und Schlängelung nicht als Anzeichen eines arteriosklerotischen Prozesses dienen kann, so kann man sich jedoch auf Grund ihres Zustandes bis zu einem gewissen Grade über den Druck im arteriellen System des Gehirns im betreffenden Augenblick orientieren. Dies ist deshalb möglich, weil die Temporalarterie bei erhöhtem Druck sich etwas dilatiert, obwohl sichtbare Pulsationen dabei nicht auftreten. Dank der Dilatation werden auch die Biegungen ihrer mehr peripheren Abschnitte sichtbar, die, im Zellgewebe versteckt, bis dahin nicht sichtbar waren. Ich hatte des öfteren Gelegenheit, Personen, die sich mit geistiger Arbeit befassen, während einer gesteigerten Blutversorgung des Gehirns, z. B. während eines Vortrages, zu beobachten. In solchen Fällen kann man häufig zu sehen bekommen, wie zu Beginn des Vortrages, wo man sich maximal zu konzentrieren hat, die Schläfenarterie gespannt wird, stärker hervortritt, die Anzahl der sichtbaren Biegungen beträchtlich zunimmt. So konnte ich bei einem Professor während einer geschäftlichen Sitzung, solange er nur Zuhörer war, acht Biegungen zählen, als er jedoch das Wort zu einem Vortrag ergriff, konnte man elf bis zwölf Biegungen zählen. Im weiteren Verlauf der Rede, als die Gedankengänge ruhig und ungehindert weiterflossen, nahm die Spannung der Schläfenarterien von neuem ab, und die Anzahl der sichtbaren Biegungen verringerte sich. Bei einem Lektor schwillt während einer langen und angestrengten Vorlesung letzten Endes das Gehirn etwas an, und die Blutzirkulation im Gehirn wird immer mehr erschwert. In diesen Fällen entspricht dem gesteigerten Druck im arteriellen System des Gehirns auch ein erhöhter Druck in den Schläfenarterien.

Jegliche andere Ursache, die eine Steigerung des arteriellen Druckes in der Schädelhöhle bewirkt, wie z. B. der Hitzschlag, ruft eine entsprechende Spannung in den Temporalarterien hervor.

Selbstverständlich tritt bei länger dauernden geistigen Anstrengungen, wo das arterielle System des Gehirns und dementsprechend die Schläfenarterien lange Zeit hindruch einen hohen Druck auszustehen haben, eine reaktive sklerotische Veränderung ein. Somit könnte der Zustand der Wandungen der Temporalarterie als Hinweis auf den Zustand der Gehirnarterien dienen, natürlich unter Berücksichtigung der gewissen natürlichen Rigidität der Temporalarterien.

Andererseits beteiligen sich die Schläfenarterien unzweifelhaft auch an dem Vorgang der allgemeinen Arteriosklerose.

3. Das arterielle Verteilungsnetz der Gehirnrinde.

Jeder Gegenstand sieht etwas anders aus, wenn man ihn von verschiedenen Gesichtspunkten aus betrachtet. Als man das Vascularisationssystem des Gehirns und speziell der Gehirnrinde erforschte, so studierte man dasselbe als einen Teil des gesamten cardiovasculären Systems, d. h. vom Standpunkte der Angiologie aus. Von diesem Standpunkt aus ist es ganz natürlich, das arterielle System zu erforschen, indem man die Verzweigungen der größeren Arterien bis in die kleineren hinein verfolgt.

Hier werden wir jedoch einen etwas anderen Standpunkt einnehmen. Die Vascularisation des Gehirns erfüllt ihm gegenüber eine ganz bestimmte dienende Rolle, wobei diese Rolle für die verschiedenen das Gehirn zusammensetzenden Mechanismen nicht die gleiche ist, sondern der Arbeit eines jeden von ihnen streng entspricht.

Es ist etwas anderes, einen Apparat zu versorgen, von dem alle Teile eine stets der Größe nach gleiche Arbeit verrichten und folglich im allgemeinen einen der Größe nach gleichen Stoffwechsel aufweisen, und etwas ganz anderes ist es, einen Apparat zu versorgen, dessen Arbeit in jedem Zeitmoment von immer neuen und neuen Kombinationen seiner einzelnen Bezirke verrichtet wird. Im ersten Fall ist die Aufgabe einfacher, und die Anpassung an eine größere oder kleinere Versorgung erfolgt durch die gleichzeitige Veränderung der Weite des Gefäßsystems des betreffenden Mechanismus. Im zweiten Falle dagegen ist es notwendig, daß die Versorgung eine differentielle ist. Es ist das Vorhandensein eines speziellen, im Bereich des Mechanismus selbst belegenen Verteilungssystems erforderlich, das das in den betreffenden Mechanismus eintretende Blut so unter seine einzelnen Bestandteile verteilt, daß in jedem beliebigen Moment diejenigen

Bestandteile am meisten mit Blut versorgt werden, welche in dem betreffenden Zeitabschnitt arbeiten.

Aus dem Satz, daß die Gehirnrinde eine differenzierte Arbeit verrichtet, während welcher nur einige Regionen sich im tätigen Zustand befinden, während andere im Zustand völliger Hemmung verharren, kann man bereits a priori schließen, daß die Organisation der Versorgung der Gehirnrinde mit Blut ein verteilendes System aufweisen muß.

Von diesem Standpunkt aus werden wir auch den Bau des arteriellen Netzes der Gehirnrinde betrachten.

Bekanntlich sind die Arterien, aus welchen die Verzweigungen entspringen, die in der Tiefe der Gehirnrinde eingebettet sind, in dem inneren Blatt des Arachnoidalsackes belegen. Diese Arterien bilden zahlreiche Anastomosen, und deshalb kann man diesen Abschnitt des arteriellen Systems als ununterbrochenes, die Gehirnrinde bedeckendes Netz betrachten.

Studiert man dieses Netz, so kann man sich unschwer davon überzeugen, daß es die Oberfläche der Gehirnrinde im Gebiet der Windungen in Gestalt einer einzigen Schicht bedeckt, während im Gebiete der Furchen hingegen, wo zwei Flächen der Gehirnrinde einander berühren, jede von ihnen ihr eigenes arterielles Netz besitzt. Man kann es deutlich sehen, wie die Arterie schräg das eine Ufer der Furche hinabsteigt, den Boden derselben erreicht, zum anderen Ufer hinaufsteigt und von neuem an die Oberfläche der anderen Windung steigt (Abb. 16). Somit ist die gesamte Platte der Gehirnrinde, unabhängig davon, wie sie gefaltet ist, mit einem ununter-

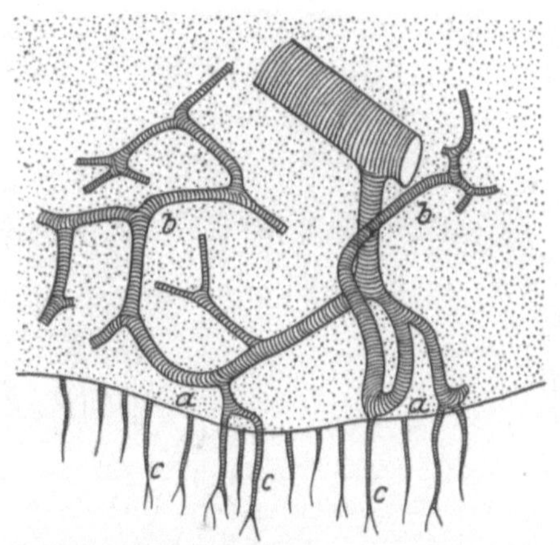

Abb. 16. Arterien der Hirnhaut am Boden einer Furche der Gehirnrinde. Bei *a* erreichen sie den Boden, bei *b* steigen sie zum anderen Ufer hinauf; *c* in die Hirnsubstanz eindringende Arterien.

brochenen arteriellen Netz bedeckt. Da nur der dritte Teil der Platte der Gehirnrinde oberflächlich belegen ist, während zwei Drittel sich in den Furchen befinden, so bildet auch das die Gehirnrinde versorgende arterielle Netz zu zwei Dritteln eine Duplikatur. Diese dem Ökonomieprinzip widersprechende Einrichtung wird begreiflich, wenn wir die Notwendigkeit der Versorgung der Platte der Gehirnrinde mit einem außerordentlich differenzierten Blutgefäßsystem in Betracht ziehen.

Wie wir weiter unten sehen werden, gibt es in einem anderen Mechanismus des Gehirns, der ebenfalls in Form einer gefalteten Platte aufgebaut ist, nämlich im Kleinhirn, eine solche Duplikatur nicht. Des weiteren werden wir die Eigentümlichkeiten im Aufbau des Versorgungssystems des Kleinhirns im ganzen näher betrachten.

Dem ununterbrochenen arteriellen Netz, welches an der Oberfläche der Gehirnrinde belegen ist und das Blut entsprechend der Verteilung der Arbeit zu verteilen hat, entspricht auch der Reichtum an nervösen Plexus, die dieses Netz umflechten, wie dies durch die Arbeiten von Stoehr klargelegt wurde.

Somit besitzen wir von dem von uns eingenommenen Standpunkt aus im arteriellen Netz der Gehirnrinde einen einheitlichen Verteilungsapparat, der sein Blut aus drei Paaren von Hauptstämmen erhält, welche dasselbe aus dem Basalarterienring hierher schaffen. Jeder dieser Hauptstämme versorgt eine bestimmte Region dieses Netzes. Schließt man jedoch aus der Arbeit einen der Hauptstämme (Art. cerebri anterior, media, posterior) aus, so erfolgt eine Herabsetzung des Druckes im Netz nicht gleichmäßig im gesamten von den Zweigen des betreffenden Hauptstammes versorgten Gebiet: während in den zentralen Teilen des betreffenden Bezirkes der Druck bis auf eine pathologisch niedrige Größe sinken kann, die den Untergang des Nervengewebes zur Folge hat, kann in den den übrigen Bezirken benachbarten Teilen der Druck so hoch bleiben, daß er die Ernährung vollkommen sicherstellt. Wie sehr weit der zureichende Blutzufluß aus den benachbarten Bezirken in den Bezirk, dessen Hauptstamm ausgeschaltet ist, sich hinein erstreckt, hängt von dem dynamischen Zustand, von der Größe des Druckes in den benachbarten Bezirken im betreffenden Augenblick ab.

Diesen Umstand muß man im Auge haben, wenn wir begreifen wollen, warum der Umfang und die Verteilung der Erweichungen bei einer Embolie der Art. cerebri media so verschiedenartig sind.

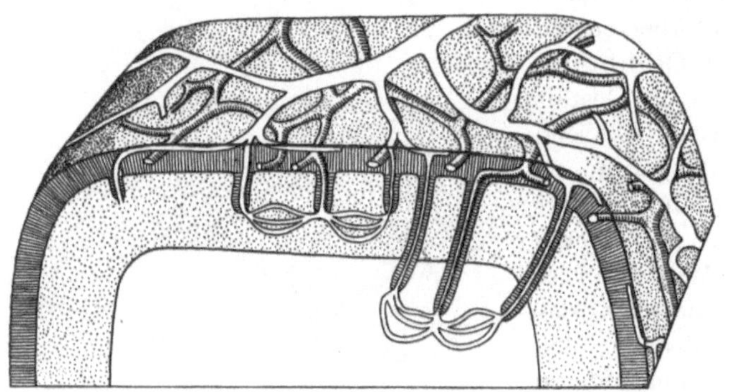

Abb. 17. Allgemeines Schema des Gefäßapparates der Großhirnrinde.

Von dem Verteilungsnetz zweigen sich nach der Tiefe des Gehirns hin wie Zähne einer Egge die kleinen Arterien ab (Abb. 17).

An diesen in die Tiefe gehenden kleinen Arterien konnte Stoehr keine Nervenfasern nachweisen. Daher können wir, solange das Gegenteil nicht nachgewiesen ist, annehmen, daß dieses System der in die Tiefe gehenden Arterien an der Verteilung des Blutes durch eine aktive Änderung ihrer Weite keinen großen Anteil nimmt, sondern passiv die Mengen passieren läßt, die durch den Zustand der differentiellen Kontraktion des oberflächlichen Verteilungsnetzes bedingt sind. Die in die Gehirnsubstanz der Rinde eindringenden kleinen Arterien sind bekanntlich von einer Arachnoidalscheide umhüllt und zerfallen in das Capillarnetz, welches seinerseits in die Venulae übergeht, die an die Oberfläche treten und sich hier in das oberhalb des arteriellen Netzes belegene venöse Netz ergießen.

Ergänzend ist hinzuzufügen, daß neben den Arteriolen, die in die Gehirnsubstanz eindringen und in der grauen Substanz der Gehirnrinde in Capillaren zerfallen, diese Substanz Arteriolen durchdringen, welche für die subcorticale weiße Substanz bestimmt sind.

Es unterliegt keinem Zweifel, daß entsprechend den anderen Erfordernissen der Versorgung die weiße Substanz auch einen besonderen Versorgungsapparat besitzt, der von dem die graue Substanz bedienenden Apparat verschieden ist.

Auf einige Besonderheiten wies bereits vor langer Zeit Mingazzini hin: das Capillarnetz der weißen Substanz ist bedeutend weniger dicht; bei einer Injektion des arteriellen Netzes der Gehirnrinde unter verschiedenem Druck zeigt es sich, daß bei einem niedrigeren Druck sich bloß das Netz der grauen Substanz injiziert, während für die Injektion der weißen Substanz ein höherer Druck erforderlich ist. Somit ist der passive Widerstand im Arteriensystem, das die weiße Substanz versorgt, ein bedeutend größerer als im System der kurzen Arterien, die die graue Substanz versorgen.

Unter anderem beleuchtet diese Tatsache den scheinbar paradoxalen Umstand, daß bei einer Thrombose der großen Gehirnarterien, wenn der Druck in einigen Regionen des Netzes der Gehirnrinde so sehr sinkt, daß die Versorgung der weißen Substanz aufhört, nur diese letztere sich als erweicht erweist, während die graue Substanz erhalten bleibt, da in deren System der Druck in dem Netz ausreichend ist.

Aber nicht nur darin allein besteht der Unterschied zwischen dem Versorgungssystem der weißen und dem der grauen Substanz. Es sind auch Unterschiede im Bau und folglich auch in der Arbeit des contractilen Apparates des Gehirns vorhanden. In der Tat, studiert man die Lage und die Mächtigkeit der Gefäßglia, die vermittelst eines massiven Fußes an den Gefäßwandungen befestigt und mit anderen Fortsätzen in das Nervengewebe hinein verflochten ist, so sehen wir, daß diese Zellen über die Gehirnrinde ungleichmäßig verteilt sind. Am dichtesten sind sie in der tiefsten Schicht der grauen Substanz und in der nächsten Schicht der weißen belegen. Besonders springt dies in die Augen bei verschiedenen Störungen der Gehirnzirkulation, sobald der contractile Apparat des Gehirns kompensatorisch hypertrophiert, z. B. beim chronischen Alkoholismus, bei der progressiven Paralyse.

Gegenwärtig verfügen wir nicht über ausreichende Daten, um uns in das Studium der Unterschiede im Bau des Versorgungsapparates der weißen und grauen Substanz der Gehirnrinde noch mehr zu vertiefen.

4. Die Besonderheiten in der Organisation der Blutversorgung des Kleinhirns.

Hinsichtlich seiner Arbeit unterscheidet sich das Kleinhirn hochgradig von der Großhirnrinde, und in mehreren Beziehungen ist der Charakter seiner Funktionen denen der Großhirnrinde direkt entgegengesetzt.

Das Kleinhirn stellt eine automatische Vorrichtung dar, die in die Bewegungsformeln Korrekturen im Hinblick auf den Einfluß der Schwere und der Bewegungsträgheit hineinträgt, und befaßt sich mit der Berücksichtigung dieser beiden Einflüsse für jeden einzelnen Moment. Da das Kleinhirn die Addition und die Subtraktion der Größe und der Richtung aller in jedem Teil des Organismus gleichzeitig wirkenden Kräfte besorgt, so kann es nicht die Arbeit bald in der einen, bald in der anderen Region für die Dauer konzentrieren. Es vermag auch nicht von seiner Arbeit strukturelle Spuren zu bewahren, wie dies in der Gehirnrinde der Fall ist. Während die Fähigkeit des Gedächtnisses, die Fähigkeit, Spuren ihrer Tätigkeit zu bewahren, die auch den anderen Abschnitten des Zentralnervensystems zukommt, in der Großhirnrinde ihre maximale Entwicklung erreicht hat, und in dieser Eigenschaft sich die Vollkommenheit dieses Apparates äußert, liegen im Kleinhirn die umgekehrten Verhältnisse vor. Die Tätigkeit des Kleinhirns ist desto vollkommener, je vollständiger das Kleinhirn die Fähigkeit eingebüßt hat, Spuren seiner Arbeit zu bewahren, je vollständiger es die Fähigkeit des Gedächtnisses entbehrt. Hieraus folgt, daß das System der Blutverteilung hier auf anderen Grundlagen aufgebaut sein muß: hier entspricht den Aufgaben des Apparates mehr ein Versorgungssystem, welches eine gleichmäßige Blutzirkulation stets sicherstellt.

Wie bereits eben erwähnt, bildet im Kleinhirn das arterielle Netz ebenso wie die Hülle selbst keine Duplikatur in den Furchen. Steil fallen von der Oberfläche her in die Tiefe der Furchen Kaskaden von traubenförmig verzweigten Arterien herunter. Die Zweige verlaufen parallel und bisweilen völlig nebeneinander.

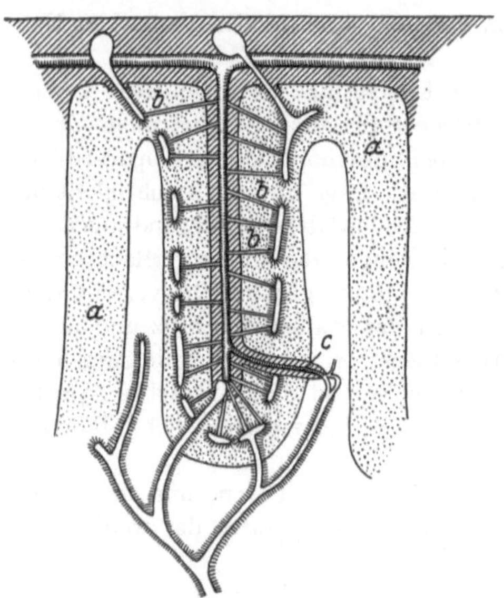

Abb. 18. Allgemeines Schema des Gefäßapparates der Kleinhirnrinde. *a* Kleinhirnrinde; *b* Capillaren; *c* in die Marksubstanz eindringende Arterie.

Diese Arterienverzweigungen sind jedoch den arteriellen Verteilungsnetzen, die an der Oberfläche der Großhirnrinde belegen sind, nicht analog. Das Gemeinsame an ihnen besteht hier darin, daß von diesen an der Oberfläche der Kleinhirnrinde belegenen Arterien sich perpendikulär lange Arteriolen abzweigen, in die Substanz des Kleinhirns eintauchen und, ohne sich zu verzweigen, die graue Substanz der Kleinhirnrinde durchdringen und in der weißen Substanz verlaufen, wo sie sich in Capillaren auflösen. Was jedoch die Versorgung der grauen Substanz anlangt, so verlaufen die mit Arachnoidalscheiden umhüllten Arteriolen an der Außenfläche der Rinde, während in die Tiefe der grauen Substanz nur Capillaren eindringen, die keine Arachnoidalscheiden besitzen. Davon kann man sich leicht überzeugen, wenn man Schnitte des Kleinhirns betrachtet, die quer zu den Windungen gelegt sind. In diesem Fall sind die Capillaren in der Fläche des Schnittes belegen, und wir sehen dieselben an der ganzen Strecke von der Oberfläche bis zur körnigen Schicht, wo sie in das venöse Netz übergehen. Somit muß man das gesamte Schema der Versorgung der Großhirnrinde für das Kleinhirn um 90° drehen (Abb. 18).

Daß die Capillaren des Kleinhirns ebenso wie die des Großhirns überhaupt keine Arachnoidalscheiden besitzen, ist besonders deutlich in Fällen von diffuser Lymphosarcomatose des Arachnoidalsackes zu sehen. Auf dem Mikrophotogramm von einem solchen Fall sieht man, daß die lymphoide Metaplasie des gesamten Arachnoidalgewebes den Arachnoidalsack in eine zusammenhängende Schicht lymphoiden Gewebes mit retikulärem Gewebe verwandelt hat, dessen Maschen mit Lymphocyten dicht erfüllt sind.

Auf dem unter starker Vergrößerung gewonnenen Mikrophotogramm ist zu sehen, daß die lymphoide Metaplasie sich auf die Capillaren nicht ausdehnt, und nur an einigen von ihnen im Anfangsteil, der offenbar den Charakter von Arteriolen besitzt, kommt eine geringe lymphoide Infiltration zur Beobachtung (Abb. 8).

Somit geht in der Kleinhirnrinde die Transsudation nicht in ihrer Dicke, sondern an der Oberfläche vor sich, die Resorption hingegen erfolgt durch das venöse Netz, welches in den tiefen Teilen der körnigen Schicht und in der weißen Substanz belegen ist. Von Interesse ist es, daß im allgemeinen das venöse Netz parallel dem äußeren arteriellen verläuft; in der Hauptsache verlaufen seine Gefäße nach dem Gipfel der Windung hin, wo sie sich zu einer großen Vene vereinigen und an die Oberfläche oder an die Basis treten, wo sie sich in das venöse System der zentralen Region des Kleinhirns ergießen.

In der Kleinhirnrinde verläuft die Richtung des Stromes des inneren Milieus, welches bei jeder Pulsation teilweise ersetzt wird, von der Oberfläche zur körnigen Schicht hin. Dieser Fortbewegung des inneren Milieus entspricht auch die Lage aller Elemente der Struktur der Kleinhirnrinde. Bekanntlich verläuft das gliöse Gewebe in der Kleinhirnrinde mit seinen parallel verlaufenden Fasern von den tieferen Teilen zur Oberfläche hin. In der gleichen Richtung verlaufen auch die mächtigen Verzweigungen der Dendriten der Purkinjeschen Zellen und die aufsteigenden Axonen der Zellen der körnigen Schicht.

Der radikale Unterschied zwischen dem arteriellen Verteilungsnetz der Großhirnrinde und dem gleichmäßig versorgenden Netz des Kleinhirns tritt ganz besonders deutlich in denjenigen Teilen dieser Netze zutage, die in der Tiefe der Furchen gelegen sind.

Der an der Oberfläche einer der einander berührenden Windungen der Großhirnrinde herabsteigende große Arterienstamm erreicht, sich ununterbrochen verzweigend und mit seinen Verzweigungen anastomosierend, den Boden der Furche, biegt um, fährt sich zu verzweigen fort und steigt an der Seitenfläche der anderen der einander berührenden Windungen aus der Tiefe der Furche nach außen. Bisweilen verläuft eine solche Arterie längs des Bodens der Furche oder biegt unter einem Winkel nach oben ab. Mit einem Wort, die Verzweigung und die Verteilung des arteriellen Netzes der Großhirnrinde hängt nicht davon ab, ob es auf seinem Wege auf eine Furche oder eine Windung stößt. Verläuft die Arterie steil in die Tiefe der Furche, so bildet sie eine runde Schlinge, verläuft unter einem Winkel, erreicht den Boden ebenfalls flach und steigt am anderen Ufer in die Höhe.

Ganz anders verhalten sich die Arterien, welche in die Tiefe der Kleinhirnfurchen hinabsteigen. Sich ununterbrochen verzweigend, bisweilen Bogen bildend, die mit ihrer Konvexität gegen den Boden der Furche gerichtet sind, geben sie zahlreiche Zweige ab, die parallel nebeneinander nach unten verlaufen. Am Boden selbst sehen wir außerordentlich dünnwandige Arteriolen. Die Endverzweigungen der Arterien in Gestalt einer längen Franse umrahmen die Arachnoidalplatte, die am Boden der Furche mit einem geraden Rande endet. Diese Franse besteht aus längeren Arterien, die für die Versorgung der weißen Substanz bestimmt sind, und aus Capillaren, die besonders lang sind und ein etwas größeres Kaliber am Boden der Furche besitzen. Von hier aus gehen sie radial auseinander und deshalb sind sie gerade hier besonders zahlreich.

5. Organisation der Blutversorgung der Kerne des Gehirnstammes und des Rückenmarks.

Anders in seinen Details aufgebaut ist der Plan der Blutversorgung derjenigen Teile des Zentralnervensystems, welche vereinzelte, in funktioneller Beziehung voneinander völlig getrennte Zellgruppen, die als Gehirnkerne bezeichnet werden, darstellen.

Hierher gehören alle Regionen der subcorticalen Ganglien, hierher gehören die Kerne des Gehirnstammes und die Kerne der Vorderhörner des Rückenmarks. In all diesen Teilen treffen wir auf den Typus der Endarterien.

Hierher gehören auch die Clarkschen Kerne.

Was die übrigen Bestandteile des Rückenmarks anlangt, so erfolgt ihre Versorgung nicht mit Hilfe von Endarterien, sondern mit Hilfe kleiner in die Tiefe gehender Arterien, die aus den oberflächlich belegenen Netzen entspringen, wie wir sie ähnlich so gut ausgebildet in der Region der Hirnrinde und des Kleinhirns antreffen.

Entsprechend der Absonderung der Kerngebilde ist auch ihre Versorgung eine gesonderte. Dieser allgemeine Satz kann auf Grund all dessen aufgestellt werden, was in der Gegenwart über das Blutgefäßsystem der Kerngebilde bereits bekannt ist, es unterliegt jedoch keinem Zweifel, daß jedes von ihnen gemäß seinen besonderen Funktionen auch eine hinsichtlich der Details besondere Organisation der Versorgung besitzt. Die Aufgabe der Erforschung dieser Besonderheiten wird immer mehr zu einer aktuellen angesichts der immer mehr zunehmenden Bedeutung, die in der Neuropathologie die Lehre von der hämato-cerebralen Barriere gewinnt.

6. Gliederung des venösen Systems des Gehirns nach den einzelnen Apparaten.

In den oben aufgezählten strukturellen Besonderheiten der arteriellen Systeme sind die wichtigsten Voraussetzungen für die Verteilung des arteriellen Blutes entsprechend der Gehirntätigkeit in jedem gegebenen Augenblick enthalten. Hierdurch ist die Organisation der Blutverteilung jedoch nicht erschöpft. Das venöse System des Gehirns weist ebenfalls zahlreiche Vorrichtungen auf, die auf die Verteilung des Blutes zwischen den einzelnen Teilen des Gehirns und auf die Verteilung des Blutes zwischen dem Gebiet der Carotis externa und interna einen merklichen Einfluß ausüben.

Zur Betrachtung dieser komplizierten Strukturen gehen wir nunmehr über.

Wie wir es bei Gelegenheit der arteriellen Versorgung gesehen haben, kann das gesamte Zentralnervensystem im allgemeinen in drei große Abschnitte zerlegt werden, in denen entsprechend der Eigenart der Funktion auch eine verschiedene Struktur des arteriellen Netzes sich bemerkbar macht. Diese drei Abteilungen sind: die Hirnrinde, die ein hochgradig differenziertes Verteilungssystem besitzt, die Kerne des Stammes und die subcorticalen Ganglien, sowie die Kerne des Rückenmarks mit ihrem System der Endarterien und endlich das Kleinhirn mit seiner diffusen arteriellen Versorgung.

Beim venösen System sehen wir ebenfalls eine Gliederung entsprechend diesen drei Abschnitten, obwohl die Details hier nicht gänzlich zusammenfallen. Zu diesen drei Abschnitten des Venensystems kommt noch ein vierter hinzu, nämlich das venöse System der Choroidaldrüsen.

Bekanntlich bilden die Venen der Hirnrinde an der Gehirnoberfläche ein Netz, welches oberhalb des arteriellen Netzes belegen ist. Im Gebiete der Furchen bildet, soweit ich mich beim Studium der Verteilung des Blutgefäßnetzes der Hirnhäute überzeugen konnte, das venöse Netz keine Duplikatur, sondern ist ein einheitliches, das das venöse Blut aus beiden einander berührenden Oberflächen der Hirnrinde aufnimmt. Somit ist das venöse Netz im Gebiet der Furchen zwischen zwei arteriellen Netzen belegen.

In dieses oberflächliche venöse Netz münden die Venen und die Venulae der Hirnrinde.

Von dem größten Teil der konvexen Oberfläche der Hirnrinde sammelt sich das venöse Blut in größere Venenstämme, die in den oberen sagittalen Sinus einmünden.

Von der unteren Fläche der Hemisphären jedoch sowohl in der Frontal- als auch in der Temporalregion ergießt sich das venöse Blut in den Sinus cavernosus. Das zweite Venensystem ist das venöse Netz der subcorticalen Ganglien und der Gehirnbasis überhaupt. Das hauptsächlichste Reservoir, in welches die Venen der subcorticalen Ganglien einmünden, ist der Sinus cavernosus.

Wie wir weiter unten sehen werden, besteht ein gewisser Antagonismus zwischen dem System der longitudinalen Sinusse und dem der kavernösen. In funktioneller Beziehung stehen diese beiden Systeme miteinander in enger Verbindung und in ständiger Wechselwirkung.

Gänzlich gesondert von diesen Systemen ist das System der Kleinhirnvenen. Die Unabhängigkeit der venösen Blutzirkulation des Kleinhirns von dem Druck im Gebiete der übrigen Venen des Großhirns wurde durch die interessanten Untersuchungen von Baljassow klargelegt, der eine Art Klappen im Gebiet der Einmündung der Kleinhirnvenen in das allgemeine venöse System des Großhirns beschrieben hat.

Das vierte besondere System ist endlich das Venensystem, das das Blut von den Choroidaldrüsen abführt. Das ist die Vena Galeni magna.

Auf den ersten Blick könnte es scheinen, daß diese oder jene Verteilung des venösen Systems des Gehirns für die Dynamik der cerebralen Blutzirkulation von keiner Bedeutung sein müßte. Es sei bloß von Wichtigkeit, daß unter allen möglichen Arbeitsbedingungen ein Abfluß des venösen Blutes sichergestellt sei.

In Wirklichkeit verhält sich die Sache jedoch nicht so. Die Sache ist nämlich die, daß im Gebiete des Gehirns die Schwankungen des venösen Druckes bei den Schwankungen des inneren Schädeldruckes die größte Rolle spielen. So ist es bekannt, daß man eine der beiden Carotides internae unterbinden kann, und dieser Umstand den Druck innerhalb des Schädels nicht wesentlich beeinflußt; indes genügt es, die Halsvenen ein wenig zu komprimieren, um den Druck innerhalb des Schädels bedeutend zu steigern. Bekannt ist es ferner, daß eine innerhalb des Schädels wachsende Geschwulst nur in dem Falle den intracraniellen Druck steigert, wenn sie den Abfluß des venösen Blutes behindert, und deshalb äußert sich in dieser Beziehung ganz besonders frühzeitig die Wirkung der Geschwülste, die in der Nähe der Einmündung des venösen Systems des Gehirns in die Venae jugulares, d. h. in der hinteren Schädelkammer belegen sind.

Es kommen Fälle vor, wo Kopfschmerzen als Symptom einer Störung des intracraniellen Druckes von einem engen Kragen oder von einer engen Kopfbedeckung abhängen, durch die der Abfluß eines Teiles des venösen Blutes aus dem Schädel in das System der außerhalb der Schädelhöhle belegenen Venen erschwert. Somit kann sich der intracranielle Druck und im besonderen der Druck in den arteriellen Systemen des Gehirns hochgradig ändern je nach den Druckschwankungen in den verschiedenen Abschnitten des venösen Systems. Und da der verschiedene Widerstand in den arteriellen Netzen die Verteilung der gesamten dem Gehirn zugeführten Blutmenge auf diese Netze beeinflußt, so ist es natürlich, daß das venöse System für die Blutverteilung einen wesentlichen Faktor darstellt. Sind am venösen System Vorrichtungen vorhanden, die, wenn sie in Wirkung treten, die Leistungsfähigkeit der Venen abändern können, so sind damit weit empfindlichere Mechanismen der Blutverteilung gegeben als das vasomotorische System der Arterien.

Leider ist gegenwärtig die differentielle Struktur des venösen Systems des Gehirns noch nicht genügend erforscht, als daß wir ein ausführliches Schema dieses wichtigen Teiles des Blutverteilungssystems des Gehirns entwerfen könnten.

7. Äußere Vorrichtungen, die die Leistungsfähigkeit der Kopfvenen ändern.

Als wir das Arteriensystem des Gehirns studierten, sahen wir, daß die Verteilung des arteriellen Blutes von einigen Vorrichtungen beeinflußt wird, die außerhalb des Gehirns in Form von Besonderheiten im Bau der Verzweigungen der Carotis externa belegen sind. Das Venensystem des Kopfes, welches, wie oben bereits gesagt, für die Blutverteilung von viel größerer Bedeutung ist, ist mit komplizierteren und zahlreicheren Vorrichtungen versehen, deren Tätigkeit die vorherrschende Richtung der Blutströmung im Kopfe entsprechend der Arbeit der verschiedenen Teile des Gehirns bestimmt. Diese Vorrichtungen befinden sich außerhalb des Gehirns, belegen teils im Gebiet der Vena jugularis externa, teils am Ort der Anastomose zwischen dem Gebiet der Vena jugularis externa und interna.

Bekanntlich sind die Systeme der Vena jugularis externa und interna voneinander ziemlich isoliert, besitzen aber mehrere einzelne Anastomosen. Von diesen ist die mächtigste die Vena orbitalis, die mit ihrem hinteren Ende in den Sinus cavernosus mündet, mit ihrem vorderen hingegen in die sogenannte V. angularis übergeht, die ihrerseits in die V. frontalis und in die V. facialis zerfällt. Erstere begibt sich nach dem Schädelgewölbe und geht in das venöse Netz der Schädelhaut über, letztere steigt neben der Nasolabialfalte abwärts und mündet in die V. jugularis externa.

In funktionellem Zusammenhang mit dem extracraniellen Venennetz steht auch die Muskulatur des Gesichtes und des Kopfes. Betrachten wir die anatomischen Verhältnisse des Venennetzes und der Kopfmuskulatur (Abb. 19), so bemerken wir vor allem, daß die V. facialis, die überhaupt oberflächlich belegen ist, unter die Muskuli zygomatici verläuft. Stellen wir uns diese Muskeln im Zustand der Kontraktion vor, so sehen wir, daß sie auf die V. facialis wie eine Klemme wirken. Aber diese Muskeln haben zu ihrem Antagonisten den M. triangularis.

Zum Venensystem des Kopfes haben Beziehung eine Reihe oberflächlicher Schädelmuskeln, die gewöhnlich als rudimentäre betrachtet werden. Es wird in allen Beziehungen nützlicher sein, wenn wir die Auffassung der Rudimente, die noch aus der Vorevolutionsperiode der Biologie stammt, durch die Auffassung von der progressiven und regressiven Entwicklung der Funktionen ersetzen, die dem wirklichen Sachverhalt besser entspricht. Da viele Organe gleichzeitig mehrere Funktionen ausüben, so beobachten wir es nicht selten, daß wenn die dominierende Funktion in das Stadium des Rückschrittes eintritt und die Neben-funktion sich fortschreitend entwickelt, das betreffende Organ die eine Funktion gegen die andere austauscht. Auf diese Weise kann es passieren, daß ein Organ, welches bei den Vorfahren des modernen Menschen eine bestimmte Funktion ausgeübt hat, bei diesem nunmehr eine ganz andere Funktion auszuüben beginnt.

Eben dieser Kategorie gehören nun die sogenannten rudimentären Organe an. Wenn der Beobachter das Schwin-den einer Funktion beim Menschen bemerkt, die dem betreffenden Organ bei anderen Tieren zukommt, so zieht er leicht den primitiven Schluß, die Funktion, um derentwillen der Appa-rat vorhanden war, sei geschwunden, während der Apparat noch nicht ge-schwunden ist und als unnützer Ballast fortbesteht.

Zu derartigen Rudimenten zählt man gewöhnlich auch die Muskulatur, die mit ihrem einen Ende an der Galea aponeu-rotica und mit dem anderen an der Ohr-muschel befestigt ist. Man betrachtet sie als ein Rudiment deswegen, weil sie nicht die Funktion ausübt und nicht die Rolle spielt, die ihr bei anderen Tieren

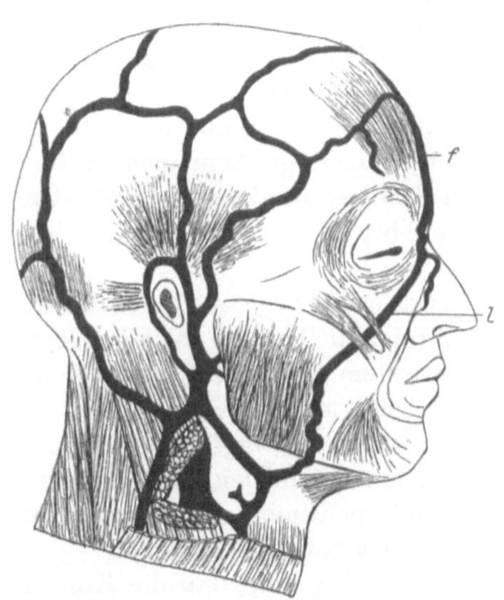

Abb. 19. Systeme der Ven. jugul. externa. *f* Vena frontalis; *l* Vena facialis. (Rouvière.)

zukommt, nämlich das Ohr zu wenden und den äußeren Gehörgang zu erweitern.

Wir hingegen betrachten diese Muskeln ebenso wie alle Muskeln der Galea aponeurotica von einem ganz anderen Standpunkt aus. Wir werden die Be-ziehungen dieser Muskulatur zum extracraniellen Venensystem betrachten.

Vor allem wollen wir hervorheben, daß diese Muskeln und die Gesichtsmuskeln hinsichtlich ihrer Tätigkeit einige Gruppen bilden und Apparate darstellen, die synergisch zusammenwirken, obwohl sie aus Muskeln bestehen, die an verschie-denen Orten belegen sind.

8. Einfluß des Lächelns und des Lachens auf den Blutkreislauf im Gehirn.

Die erste synergische Gruppe wird von der Muskulatur des Lächelns gebildet.

Bekanntlich versuchte seinerzeit Duchenne das Lächeln zu reproduzieren, indem er mit Hilfe des elektrischen Stromes eine Kontraktion der M. zygomatici bewirkte.

In der Tat sind die tätigsten Muskeln bei der Verwirklichung der Bewegung des Lächelns die M. zygomatici. Es bedarf jedoch keiner speziellen feinen Unter-suchungen, um sich davon zu überzeugen, daß gleichzeitig mit den M. zygomatici auch andere in den Zustand der Kontraktion übergehen, und zwar die äußere Portion des M. orbicularis oculi, die M. auriculares, die M. occipitales.

Davon, daß beim Lächeln sich die Ohrenmuskeln kontrahieren, kann man sich häufig direkt durch den Augenschein an der Verlagerung der Ohrmuschel nach oben überzeugen. Die Kontraktion der äußeren Portion des Ringmuskels des Auges äußert sich in der Bildung strahliger Hautrunzeln an dem äußeren Augenwinkel. Von der Kontraktion der Occipitalmuskeln beim Lächeln überzeugen wir uns leicht durch Betastung mit dem Finger, wobei eine vollkommen deutliche Zusammenziehung derselben zu fühlen ist. Somit ist das Lächeln in motorischer Beziehung die Funktion einer synergischen Gruppe von Muskeln, die an der Oberfläche des Schädels und am Gesicht belegen sind.

Andererseits läßt sich die von den Anatomen betonte Auffassung, daß die Stirn- und Hinterhauptsmuskeln einen einzigen Muskel mit zwei Bäuchen darstellen, die synergisch arbeiten (Rouvière), durch nichts rechtfertigen.

Während die Occipitalmuskeln an den Bewegungen des Lächelns und des Lachens unbedingt teilnehmen, nehmen die Frontalmuskeln an diesem motorischen Komplex gar keinen Anteil. Umgekehrt, bei der Kontraktion des Frontalmuskels bei anderen Bewegungen bleiben die Occipitalmuskeln vollkommen in Ruhe.

Vergleichen wir jetzt die Kontraktion der Muskeln beim Lächeln mit der Lage des extracraniellen und facialen Venennetzes, so sehen wir, daß dieses gesamte Muskelsystem an Venenstämmen belegen ist, die das Blut aus dem oberen Teile des Gesichtes und von der Außenfläche des Schädels abführen. Dieses gesamte System stellt eine ringförmige Klemme dar, die den Abfluß des venösen Blutes aus dem extracraniellen Netz erschwert. Davon kann man sich überzeugen, wenn man die Einwirkung jedes der zur Gruppe des Lächelns gehörenden Muskeln auf die Venen gesondert betrachtet.

Es ist völlig klar, daß die Kontraktion der M. zygomatici, unter denen die V. facialis verläuft, die Nasolabialfalte vertieft und diese Vene stark komprimiert. Die Kontraktion der äußeren Portion des M. orbicularis oculi komprimiert die Venen, die aus der Orbita heraustreten und in das Temporalnetz einmünden. Der vordere Ohrenmuskel spannt bei seiner Kontraktion die Haut vor dem Ohr und komprimiert die kleinen Zweige des Temporalnetzes, sowie zusammen mit dem oberen und hinteren Ohrmuskel die Hauptabflüsse des Schläfennetzes, die um die Ohrmuschel herum belegen sind. Der Occipitalmuskel schließlich, der auf der V. occipitalis belegen ist, und dessen Fasern mit dem Verlauf derselben zusammenfallen, bewirkt eine Kompression der Vene bei seiner Kontraktion.

Worin äußert sich nun das Endresultat des Lächelns hinsichtlich der Blutzirkulation im Gebiet des Kopfes?

Es ist offensichtlich, daß eine Steigerung des Widerstandes im äußeren Venennetz bei gleichzeitiger Zunahme des arteriellen Zuflusses, die ja bei den mit dem Lächeln einhergehenden Emotionen statthat, lokale Störungen der Blutzirkulation in dem Sinne bewirkt, daß der Zufluß größer wird als der Abfluß. In diesem Falle ist die Transsudation aus den Gefäßen größer als die Resorption, mit anderen Worten, es resultiert ein ödematöser Zustand des Gewebes aktiv-passiver Natur. Die Menge der Gewebsflüssigkeit nimmt zu, der Gewebsdruck ebenfalls. Das Gesicht wird voller nicht nur infolge der Hebung der Wangen durch die Kontraktion der Jochbeinmuskeln, sondern auch infolge des ödematösen Zustandes der Gewebe. Die Haut scheint elastischer, saftiger. Infolge der Steigerung des Zuflusses von arteriellem Blut färbt sich das Gesicht lebhafter. Die Augen gewinnen an Klarheit und Glanz infolge des größeren Innendruckes. Infolge des Ausgleichens der kleinen Hautrunzeln und Falten und der lebhafteren Färbung gewinnt das Gesicht ein jüngeres Aussehen bei Personen, bei denen im Ruhezustand bereits eine beträchtliche Schlaffheit der Gesichtshaut vorhanden ist.

Wollen wir jetzt zusehen, wie diese Veränderung im Gebiete des Venennetzes auf die Verteilung des Blutes im Kopfe zurückwirkt.

Eine Steigerung des Widerstandes für den Abfluß des Venenblutes im Gebiet der Carotis externa bedeutet eine Steigerung des Widerstandes in diesem ganzen Gebiet. Bei unveränderten Verhältnissen im Gebiet der Carotis interna wird sich die Verteilung des Blutes, das durch die Carotis communis eintritt, zwischen der Carotis externa und der Carotis interna so ändern, daß in die Carotis interna eine größere Blutmenge gelangt.

Zieht man in Betracht, daß die allgemeine Blutzirkulation bei den Emotionen, die mit einem Lächeln einhergehen, sich beschleunigt und die Gesamtmenge des in die Carotis communis gelangenden Blutes sich vergrößert, so können wir behaupten, daß beim Lächeln zum Kopf eine größere Menge arteriellen Blutes hinfließt und daß eine relativ größere Menge dieses Blutes sich nach dem Gehirn hin begibt, während der Blutströmung durch das Gebiet der Carotis externa sich Schranken entgegenstellen.

Somit ist das Lächeln im Hinblick auf die Blutversorgung des Gehirns ein Mittel zur Durchspülung des Gehirns mit einer großen Menge arteriellen Blutes.

Wie sehr dabei der Abfluß des venösen Blutes aus dem extracraniellen Netz erschwert sein kann, vermag man nicht selten bei gewissen Personen zu beobachten, bei denen ein stärkeres Lächeln ein beträchtliches, bisweilen sogar hochgradiges Anschwellen der extracraniellen Venen und vor allem der Stirnvenen hervorruft. In diesen Fällen sehen wir, daß bei einem breiten Lächeln und beim Lachen das Gesicht mehr oder weniger cyanotisch wird.

Das Lachen stellt hinsichtlich der Gesamtheit der in Wirkung tretenden Muskeln eine Bewegung des Lächelns dar, das den höchsten Grad erreicht, zu dem noch eine eigentümliche Wirkung des Atmungsapparates hinzutritt.

Das Wesentlichste an dieser Arbeit des Atmungsapparates ist dies, daß im Thorax die Inspirationsphase überwiegt, d. h. die Phase, welche zur Folge eine Verringerung des intrathoracalen Druckes hat. Der Lachende, bei dem im allgemeinen der intrathoracale Druck herabgesetzt ist, vollführt die Exspiration bei weit geöffneten Wegen für den Austritt der Luft. Diese Exspiration ist jedoch keine gleichmäßige, sondern geht mit vibrierenden Unterbrechungen einher. Somit ist beim Lachen der intrathoracale Druck bei allgemeinem Tiefstand desselben ein mehr oder weniger schwankender.

Welchen Einfluß übt nun dieser Zustand des intrathoracalen Druckes auf die Blutzirkulation im Gehirn aus?

'Bekanntlich erschwert jegliche Steigerung des intrathoracalen Druckes den Abfluß des venösen Blutes aus dem Kopf, während im Gegenteil eine Herabsetzung dieses Druckes den Blutabfluß aus dem Kopfe erleichtert.

Somit gesellt sich zum Mechanismus des Lächelns und seiner Einwirkung auf die Blutzirkulation im Gehirn beim Lachen eine allgemeine Erleichterung des Abflusses des venösen Blutes aus dem Kopfe hinzu; bei dem erschwerten Abfluß im System der V. jugularis externa betrifft diese Erleichterung jedoch hauptsächlich das System der Gehirnvenen.

Wir beobachten also beim Lachen einen gesteigerten Zufluß von arteriellem Blut zum Gehirn und einen gesteigerten Abfluß von venösem Blut, d. h. eine Beschleunigung der Blutzirkulation im Gehirn, eine gesteigerte Versorgung desselben mit Sauerstoff.

Wir wollen nun unsere Analyse auf den letzten der Hauptfaktoren beim Lachen ausdehnen, nämlich auf die stoßförmigen Unterbrechungen der Exspiration.

Durch das venöse System werden diese Stöße auf das Gehirn übertragen und wirken in seinen elementaren Versorgungsbezirken im allgemeinen in der Richtung, daß das gesamte Gehirn zusammengepreßt wird. In der Tat, wenn bei seiner Pulsation das Gehirn im ganzen sich auf Rechnung der venösen Räume und jeder seiner elementaren Versorgungsbezirke auf Rechnung der lokalen venösen Gefäße erweitert, so wirkt der bei den Vibrationen des Lachens entstehende stoßförmige Druck in der entgegengesetzten Richtung, d. h. komprimiert das Gehirn.

Somit üben dem Gehirn gegenüber die vibrierenden Schwankungen des intrathoracalen Druckes die Wirkung einer Vibrationsmassage aus, indem sie die Gewebsflüssigkeit, das innere Milieu des Gehirns hin- und herbewegen.

Den summarischen Endeffekt des Lachens in bezug auf die Blutzirkulation im Gehirn kann man so formulieren, daß *das Lachen die Menge des das Gehirn durchströmenden arteriellen Blutes vermehrt und hierdurch eine Auffrischung des inneren Milieus bewirkt; daß es vermittelst einer Massage gewissermaßen ein Auspressen der etwa zurückgebliebenen Gewebsflüssigkeit zur Folge hat und die Anhäufungen von Nebenprodukten beseitigt, indem die Abfälle entfernt werden.*

Es bedarf wohl kaum eines besonderen Beweises für die erfrischende Wirkung eines mäßigen Lachens auf das Gehirn, wir alle kennen sie aus persönlicher Erfahrung. Nicht umsonst sucht der Vortragende von Zeit zu Zeit bei seinen Hörern Heiterkeit zu erregen, indem er sich dazu der unbedingten und bedingten Reize dieses Mechanismus bedient. Dadurch erfrischt er die Gehirne seiner Zuhörer und macht sie empfänglicher.

Nicht alle Menschen bedienen sich in gleicher Weise dieses Hilfsapparates. Ich hatte Gelegenheit, Menschen kennenzulernen, welche fast nie lachen. Daneben aber auch solche Menschen, die während jedes ernsten Gespräches, bei jeder größeren Inanspruchnahme des Gehirns lachen. Diese Kombination des Ernsten mit dem Heiteren macht den Eindruck des Außergewöhnlichen, weil wir für die Erfrischung des Gehirns gewöhnlich die Zeitperioden benutzen, die von angestrengter Geistestätigkeit frei sind. Ich habe Gelegenheit, einen hervorragenden Wissenschaftler in geschäftlichen Sitzungen zu beobachten. Ergreift er über ernste Angelegenheiten das Wort, so spricht er stets unter ständigen Kontraktionen der Jochbeinmuskeln, und es scheint, als ob er mit einem Lächeln spräche, bei aufmerksamer Beobachtung stellt sich jedoch heraus, daß ein wirkliches Lächeln nicht statthat und er die entsprechende Emotion nicht empfindet. Er unterstützt nur dabei etwas den Abfluß des venösen Blutes aus dem extracraniellen Netz. Offenbar sind die individuellen Besonderheiten seines Blutverteilungsapparates so beschaffen, daß diese Nachhilfe die optimalen Bedingungen für die Gehirntätigkeit während seiner Rede schafft.

Starkes Lachen geht in lautes Gelächter über, bei welchem der motorische Komplex des Lachens durch sekundäre Erscheinungen ergänzt wird, die davon abhängen, daß die allzu hochgradigen Stöße der Steigerung des Druckes innerhalb des Brustkorbes nicht nur mit einer Schutzkontraktion der Bauchmuskeln einhergehen, sondern auch mit der Inanspruchnahme eines Mechanismus, der die Augen vor einem allzu großen Druck schützt. Dieser letztere Mechanismus wurde von Darwin in seinem Werk „Die Ausdrucksbewegungen beim Menschen und bei Tieren" recht eingehend beschrieben.

Die Angaben, die Darwin mit der ihm eigenen Sorgfalt über diese Frage zusammengetragen hat, beweisen aufs schlagendste den von Bell ausgesprochenen Satz, daß das Zusammenkneifen der Augen durch die Kontraktion des M. orbicularis oculi eine Schutzbewegung bei jeder stürmischen Exspiration darstellt, welche mit einer hochgradigen Steigerung des Druckes sowohl innerhalb des Auges als auch im Gebiete der Augenhöhle hinter dem Augapfel einhergeht.

Direkte Beobachtungen über den Einfluß der stürmischen Ausatmung auf die Blutzirkulation im Auge führte auf die Bitte von Darwin hin der seinerzeit berühmte Augenarzt Donders aus und konnte die Ansicht von Bell vollauf bestätigen.

Darwin konnte auch feststellen, daß obwohl Tränen auch beim Fehlen einer starken Kontraktion des M. orbicularis oculi ausgeschieden werden können, dennoch bei jedem reflektorischen präventiven Zusammenkneifen der Augen entweder bei starkem Lachen oder beim Weinen, beim Niesen oder beim Husten dieses Zusammenkneifen mit einer Ausscheidung von Tränen einhergeht.

Bei seiner Beschreibung der Erscheinungen, die beim starken Lachen zur Beobachtung kommen, weist Darwin darauf hin, daß dabei „die Atmung hochgradig gestört wird; Kopf und Gesicht sind mit Blut überfüllt, die Venen erweitern sich dabei; die Ringmuskeln kontrahieren sich krampfhaft, um die Augen zu schützen. Tränen werden reichlich ausgeschieden. Deshalb ist es, wie oben bereits bemerkt, fast unmöglich, einen Unterschied zwischen einem mit Tränen überströmten Gesicht eines Menschen nach starkem Lachanfall und nach bitterem Weinen anzugeben."

Bedeutet mäßiges Lachen für das Gehirn eine erfrischende Massage, so stört ein lang andauerndes und sehr intensives Lachen hochgradig die Blutzirkulation im Gehirn, fügt demselben ein mechanisches Trauma zu und führt zu einer gewissen Desorganisation seiner Tätigkeit. Es bedarf einer gewissen Erholung, damit geistige Arbeit wieder möglich wird.

Was die Ermüdung der Muskulatur, die bei den Bewegungen des Lächelns und des Lachens teilnimmt, anbetrifft, so empfindet man besonders häufig eine Ermüdung der Hinterhauptsmuskulatur, die nicht selten auch nach einem nicht allzu starken Lachen empfunden wird, falls dasselbe lange anhält. Nach stürmischem Gelächter sind auch die Bauchmuskeln ermüdet.

Die Erforschung der Physiologie des Lachens in ihrer Gesamtheit gehört nicht zu den Aufgaben der vorliegenden Arbeit. Ich berühre hier diesen komplizierten Mechanismus, nur soweit er die Blutzirkulation im Gehirn beeinflußt. Und von diesem Standpunkt aus kann man meines Erachtens die Bewegungen des Lachens als einen bestimmten Überbau zum Blutverteilungsapparat des menschlichen Gehirns betrachten.

9. Der Einfluß der Bewegungen der Trauer und des Weinens auf die Blutzirkulation im Gehirn.

Von dem gleichen relativen Standpunkt aus werden wir den Mechanismus betrachten, der in vielen Beziehungen dem des Lachens antagonistisch ist, nämlich den Bewegungskomplex des Weinens.

Ebenso wie das Lächeln die Begleiterscheinung einer guten Stimmung ist, und die weitere Entwicklung des motorischen Komplexes des Lächelns konsekutiv zum Lachen und zum Gelächter führt, haben wir auch bei niedergedrückter Stimmung eine Reihe von Muskelkontraktionen, und diese bilden einen komplizierten Komplex, der in der Folge in Weinen und in Schluchzen übergeht.

Dieser motorische Komplex bleibt ebenfalls nicht ohne Einfluß auf die Blutzirkulation im Gehirn.

Die Ausdrucksbewegung der Depression, der Betrübtheit setzt sich aus zwei Teilen zusammen: aus der Bewegung der Konzentration, von der weiter unten besonders die Rede sein wird und die in der Hauptsache auf eine Kontraktion des Augenbrauenrunzlers und des pyramidalen Muskels hinausläuft, und aus der Kontraktion der Muskulatur, welche derjenigen gegenüber antagonistisch ist, die an den Bewegungen des Lächelns teilnimmt.

Antagonist der Jochbeinmuskeln ist der Depressor des Mundwinkels. Antagonist der Hinterhauptsmuskeln und zum Teil der oberen und hinteren Ohrmuskeln ist der Stirnmuskel.

Die Kontraktion dieser Muskelgruppe führt zu Ergebnissen, die dem entgegengesetzt sind, was wir beim Lächeln sahen: der Blutabfluß aus dem äußeren Venennetz des Schädels wird erleichtert, was bei gleichzeitiger Herabsetzung der Blutzirkulation bei der Depression zu einer Störung der Bilanz der Gewebsflüssigkeit im Sinne einer allmählichen Abnahme ihrer Menge führt. Es wird weniger transsudiert, als durch das Venensystem resorbiert wird. Der innere Gewebsdruck sinkt. Die Haut wird schlaff, hängend, das Gesicht zieht sich in die Länge. Die Herabsetzung des Druckes im Auge vermindert seinen Glanz. Die Augen werden trübe. Die Herabsetzung des Druckes in der Augenhöhle bewirkt ein Zurücksinken der Augen.

Wie wir sehen, führen die Folgen der Kontraktion der Muskulatur bei der Trauer zu Ergebnissen für die Blutzirkulation im extracraniellen Gebiet, die denen beim Lächeln diametral entgegengesetzt sind.

Wie bei der Besprechung des Lachens lasse ich auch hier eine Reihe von anderen Erscheinungen beiseite, die bei der Depression eintreten, wie z. B. die außerordentlich wichtigen Veränderungen im Verhalten des Tonus, der bei Wohlbefinden gesteigert und bei der Depression herabgesetzt wird. Dieser Faktor ist jedoch nicht von unmittelbarem Einfluß auf die Blutzirkulation im Gehirn, die den Gegenstand unseres Studiums bildet.

Welche Folgen treten nun für die Blutzirkulation im Gehirn bei den Bewegungen der Trauer ein? Offenbar solche, die denjenigen, welche wir beim Lächeln beobachten, diametral entgegengesetzt sind: eine allgemeine Verringerung des Zuflusses von arteriellem Blut zum Kopf, wobei infolge der Abnahme des Widerstandes im extracraniellen Venennetz ein großer Teil desselben sich in das System der Carotis externa ergießt, und eine geringere Menge durch das Gehirn zirkuliert. Dies führt natürlicherweise zu einer Verlangsamung der Zirkulation, zu einer

Steigerung der Venosität des Blutes im Gehirn. Sämtliche Vorgänge erleiden eine Verlangsamung und eine Herabsetzung. Es tritt eine leichte Form der Narkose ein (reaktive Autonarkose).

Die Entwicklung der Trauerbewegungen führt zum Weinen, ebenso wie die Bewegungen des Lächelns sich mit Veränderungen in den Atmungsvorgängen kombinieren und sich in Lachen verwandeln. Auch hier treten die Atmungsveränderungen ein, aber im diametrial entgegengesetzten Sinne. Beim Lachen handelt es sich um eine Herabsetzung des intrathoracalen Druckes infolge des Umstandes, daß die Inspiration länger dauert und die Exspiration erleichtert ist. Beim Weinen dagegen handelt es sich um eine kurze erleichterte Inspiration und eine längere erschwerte Exspiration, die zwar durch Stöße unterbrochen wird, aber nicht den Charakter von Vibrationen trägt. Der Druck innerhalb des Brustkorbes ist anhaltend gesteigert, was den Abfluß des venösen Blutes aus dem Kopfe erschwert, und da dabei der Abfluß des Blutes aus dem extracraniellen Venennetz erleichtert ist, so entfallen die größten Schwierigkeiten auf das System der V. jugularis interna. Somit handelt es sich beim Weinen um eine hochgradige Verlangsamung der Blutzirkulation im Gehirn, um eine faktische Ausschaltung des gesamten Apparates, der das Verhalten des Organismus leitet.

Gewöhnlich tritt diese Ausschaltung unter Verhältnissen ein, wo irgendein Reaktionsverfahren zur Beseitigung der ungünstigen Bedingungen nicht vorhanden ist. Die dabei eintretende reaktive Autonarkose setzt auch die Tätigkeit des emotionalen Erwägungsapparates herab, was zu einem nicht so sehr hochgradigen negativen Ergebnis der Erwägung führt und dem Organismus die Möglichkeit gewährt, einen Kompromißausgang aus der Lage zu finden, die auf Grund der Erwägungstätigkeit des nicht narkotisierten Apparates ausgangslos schien.

Das praktische Leben lehrt uns auch, daß das normale physiologische Weinen in einer schweren Stunde Erleichterung verschafft, und der analytische Apparat des Gehirns von neuem die Möglichkeit gewinnt, einen Ausweg aus der geschaffenen Lage zu finden. Somit kann man das Weinen als eine Umschaltung des das Verhalten des Menschen leitenden Apparates auf eine niedrigere Stufe in der Bewertung der notwendigen Existenzbedingungen betrachten.

Seinem Ergebnisse nach gleicht das normale Weinen der Wirkung narkotischer Mittel, nach denen der Mensch unter ähnlichen schweren Verhältnissen so gierig greift.

Bei Weinen treten entsprechend der im Gebiete der Blutzirkulation im Kopf und ganz besonders außerhalb des Schädels vorherrschenden Erschwerung des venösen Abflusses Verhältnisse ein, die einen Schutz der Augen erheischen, und deshalb stellt sich sehr frühzeitig ein Zusammenkneifen der Augen und Tränenfluß ein.

Beim Schluchzen wird die Atmung so sehr ungeordnet, der Druck innerhalb des Brustkorbes weist so ausgiebige Schwankungen auf, daß der Zustand der Blutzirkulation im Gehirn vollkommen demjenigen gleicht, welchen wir beim starken Gelächter beobachten.

Somit kann man das Weinen ebenso wie das Lachen als einen besonderen Überbau am Mechanismus der Blutverteilung im Gehirn betrachten.

10. Beeinflussung der Blutzirkulation im Gehirn durch die Bewegungen der Konzentrationen und des Hochziehens der Brauen.

Abgesehen davon, daß die beiden betrachteten motorischen Komplexe der Ausdrucksbewegungen eine große Rolle bei den Funktionen der Blutverteilung im Gehirn spielen, d. h. abgesehen von ihrer Betätigung an der inneren Front, nehmen sie auch großen Anteil an der äußeren Betätigung, neben anderen Ausdrucksbewegungen, die zur Herbeiführung von Beziehungen zu anderen Organismen dienen.

Unter den motorischen Komplexen der mimischen Muskulatur gibt es jedoch solche, die als Ausdrucksbewegungen eine ganz geringfügige Rolle spielen und fast gänzlich nur als Hilfsapparat für die Tätigkeit des Gehirns von Bedeutung sind. Deshalb können diese Bewegungen in gleicher Weise sowohl in Anwesenheit als auch in Abwesenheit anderer Menschen erfolgen, und andererseits inwiefern wir im Verkehr mit unseren Mitmenschen die sich in ihren Gesichtern ausprägende Zufriedenheit und Unzufriedenheit auf das sorgfältigste beachten und auf Grund dieser Symbolik der Ausdrucksbewegungen unser Verhalten einrichten, insofern schenken wir wenig Beachtung den Bewegungen, die nur mit der Tätigkeit der Gehirnrinde einhergehen.

Ich habe hier zwei Bewegungen im Auge, die einen diametral entgegengesetzten Effekt hervorbringen, nämlich die Bewegung der Konzentration und die des Erinnerns.

Erstere besteht in einer gleichzeitigen Kontraktion des Augenbrauenrunzlers und des M. pyramidalis.

Die Wirkung dieser Muskeln auf das venöse System äußert sich in einer Kompression der Venen, die durch die Orbitalvene mit dem Sinus cavernosus kommunizieren. Auf diese Weise wird die ziemlich breite Bahn für den Abfluß aus dem Sinus cavernosus abgeschnitten.

In welchen Fällen der Mensch diese Bewegung der Konzentration ausführt, auf diese Frage erteilt eine erschöpfende Antwort Darwin, der die Ansicht weiter entwickelte, welche vor ihm von einer Reihe von Forschern ausgesprochen wurde. Es unterliegt keinem Zweifel, daß der Mensch zur Bewegung des Stirnrunzelns seine Zuflucht jedesmal nimmt, wo vor ihm irgendeine Schwierigkeit auftaucht, sei es eine Schwierigkeit auf dem Gebiete der Erkenntnis (parietales Assoziationsfeld) oder auf dem Gebiete der praktischen Betätigung (frontales Assoziationsfeld der Hirnrinde). Ebenso ist es unzweifelhaft, daß das Stirnrunzeln eine Begleiterscheinung der konzentrierten Tätigkeit der Hirnrinde ist. Je mehr die Tätigkeit sich in bestimmten Punkten der Hirnrinde, in ihren Assoziationszentren konzentriert, desto energischer ist die Bewegung des Stirnrunzelns. Wie hat man sich nun die gegenseitigen Beziehungen zwischen diesen parallel verlaufenden Prozessen vorzustellen? Man kann etwa folgendes Schema entwerfen: die Konzentration der Arbeit in einem bestimmten Punkte des gnostischen oder praktischen Assoziationsfeldes bedeutet vom Gesichtspunkt der Blutversorgung der arbeitenden Regionen aus eine Konzentration durch vasomotorische Regelung der Blutversorgung dieser Regionen. In einem je größeren Kontrast die Blutversorgung der tätigen Bezirke zu der der in Ruhe befindlichen steht, desto mehr dominiert der betreffende Bezirk, desto schärfer sind die entstehenden Assoziationen, desto fester die Fixierung des betreffenden Prozesses, desto sicherer das Gedächtnis.

Es liegt auf der Hand, daß für diesen Zweck das Verteilungsnetz sich in einem Zustand der optimalen Füllung und des optimalen Tonus befinden muß. Bekanntlich zieht ein allzu starker Gefäßtonus die Unmöglichkeit, die Aufmerksamkeit zu konzentrieren, und infolgedessen eine Abschwächung des Gedächtnisses nach sich.

Andererseits erzeugt das gleiche Resultat auch das entgegengesetzte Verhalten, nämlich ein herabgesetzter Gefäßtonus. Unter sehr wechselnden Verhältnissen in der Tätigkeit der Hirnrinde, die bald eine gleichzeitig gleichmäßige Arbeit ihrer gesamten Oberfläche erfordert, ganz besonders in Fällen von Reproduktion früherer Aufzeichnungen, wo es notwendig ist, die Hirnrinde unter möglichst gleiche Bedingungen zu versetzen, da widrigenfalls der Vorgang durch zufällige Unterschiede in der Konzentration der Blutversorgung entstellt wird, — bald im Gegenteil eine größtmögliche Konzentration der Energie in bestimmten Regionen erfordert, wie dies bei der Anbahnung neuer Assoziationen, bei der Lösung gnostischer oder praktischer Aufgaben der Fall ist: unter diesen verschiedenen Verhältnissen muß sich auch die Blutversorgung an die verschiedenen Anforderungen und Ansprüche leicht anpassen können. Offenbar ist ein Apparat erforderlich, der ein genügend breites Ausmaß zwischen der möglichst größten Konzentration und der möglichst größten Gleichmäßigkeit zu bewerkstelligen gestattete.

Diese Anpassung ist auch die Bewegung des Stirnrunzelns in dem ersten Fall und die des Hochziehens der Brauen durch die Kontraktion der Stirnmuskeln im zweiten Fall.

Welchen Einfluß übt nun auf das Gehirngefäßnetz überhaupt und auf das venöse Netz im besonderen die Bewegung des Stirnrunzelns aus, da ja die Veränderungen dieses Netzes die Schwankungen der Blutversorgung im Gebiete des arteriellen Systems am meisten bedingen? Auf diese Frage kann auf Grund der Berücksichtigung des Einflusses der Runzelbewegungen auf das äußere venöse Netz eine hypothetische Antwort erfolgen.

Wir sahen, daß durch diese Bewegung ein Abschluß des Sinus cavernosus gegen die V. frontalis und facialis bewirkt wird. Nehmen wir nun an, daß unter normalen Verhältnissen ein Teil des venösen Blutes aus dem Sinus cavernosus in das äußere Netz durch die V. orbitalis abströmt, so können wir den Schluß ziehen, daß beim Stirnrunzeln Verhältnisse für eine gewisse Steigerung des Druckes im System des Sinus cavernosus, der bekanntlich das Blut aus den basalen Teilen des Großhirns und aus den subcorticalen Ganglien sammelt, geschaffen werden. Trifft diese Voraussetzung zu, so kann man den weiteren Schluß ziehen, daß diese Erschwerung des Blutabflusses aus den subcorticalen Ganglien eine größere Blutversorgung der Hirnrinde des hinteren und vordern Assoziationsfeldes bewirkt, d. h. derjenigen Regionen, in denen sich die Gehirntätigkeit jedesmal konzentriert, wo im Verhalten des Menschen irgendein zu überwindendes Hindernis auftaucht.

Eine Kontraktion des Stirnmuskels tritt jedesmal ein, wo der Mensch aktiv sich an irgend etwas erinnert, wo er das beschriebene Band seiner Erfahrungen aufrollt. Ihrer Wirkung nach ist die Kontraktion der Stirnmuskeln der Wirkung der Runzelbewegung diametral entgegengesetzt. Durch die Kontraktion der Stirnmuskeln erweitert sich maximal die Kommunikation zwischen dem Sinus cavernosus und dem extrarcaniellen Venennetz, ebenso öffnen sich auch andere Anastomosen zwischen dem intracraniellen und extracraniellen Venennetz.

Der Arzt hat Gelegenheit, die wechselnde Tätigkeit dieser antagonistisch einge-
stellten Mechanismen, die die Gehirntätigkeit fördern, ständig zu beobachten.
Wendet sich der Arzt an den ihn aufsuchenden Patienten mit der Aufforderung,
über seinen Zustand zu erzählen, so hat der Patient die Aufgabe zu lösen, womit
er beginnen soll. Leistet er die konzentrierte Tätigkeit des Vergleichens und der
Auslese des zweckmäßigsten Beginns seiner Erzählung, so runzelt er die Brauen.
Ist diese Aufgabe gelöst, ist der Erinnerungsfaden aufgefunden, so müssen die
Hirnrinde und das gesamte Gehirn zwecks richtigen Abwickelns dieses Fadens
unter gleichmäßige Verhältnisse der Blutversorgung versetzt werden, und deshalb
werden seine Brauen hochgezogen, an der Stirn bilden sich horizontale Falten
und dieser Zustand dauert fort, bis der Faden der reproduzierten Aufzeichnungen
aus irgendeinem Grunde abreißt. Sogleich bewirkt die Aufgabe, ein neues Ende
aufzufinden, wiederum ein Runzeln usw.

Diese abwechselnde Hilfstätigkeit der Muskeln der Konzentration und der
Stirnmuskeln ist bei einigen Personen eine sehr lebhafte. Andererseits treffen
wir Personen an, bei denen dieses Hilfssystem nur schwach entwickelt ist.

Wie oben hingewiesen, ist die Bewegung des Runzelns gewöhnlich eine Hilfs-
bewegung bei der Gehirntätigkeit. Dieser Bewegungskomplex bildet jedoch einen
Bestandteil auch zweier Ausdrucksbewegungen, die für den Verkehr mit anderen
lebenden Wesen von Bedeutung sind. Vor allem ist die Runzelbewegung auch die
Begleiterscheinung des Gefühls der Unlust und geht daher der Trauer und dem
Weinen häufig voraus. Da die Unlustgefühle, die als Ergebnis der Erkenntnis
ungünstiger äußerer oder innerer Verhältnisse auftreten, zu ihrer Reaktion die
Lösung der Aufgabe haben, wie diese ungünstig wirkenden Faktoren zu beseitigen
sind, so muß offenbar die erste Bewegung dieser Reaktion auch die Hilfsbewegung
bei der konzentrierten Lösung einer Aufgabe, nämlich das Runzeln sein, und nur
bei der Erkenntnis von der Unmöglichkeit, die Aufgabe zu lösen, wird der Er-
kenntnisapparat durch die Ausdrucksbewegungen der Trauer oder des Weinens
umgeschaltet.

Eine andere Ausdrucksbewegung, bei der eine scharf ausgesprochene Bewegung der Konzentration beobachtet wird, ist der motorische Ausdrucks-
komplex des Zornes. Bekanntlich erfolgt bei diesem Gefühl eine außerordent-
liche Konzentration der Arbeit der Hirnrinde. Die Hemmung aller Vorstellungen
außer denjenigen, welche sich auf das Objekt des Zornes unmittelbar beziehen,
ist im höchsten Grade ausgeprägt. Somit gehört zum Komplex der Ausdrucksbewegung des Zornes die Erscheinung der Konzentration der Tätigkeit der Hirnrinde.

Die Ausdrucksbewegung des Zornes besteht aus Bewegungen nicht nur der
mimischen Muskulatur, sondern auch verschiedener Muskeln anderer Körperteile.
Dieser motorische Komplex übt auf die Einstellung von Wechselbeziehungen
zwischen den Organismen einen außerordentlich großen Einfluß aus, und deshalb
wird dieser Ausdruck von uns vom Gesicht anderer Personen ebenso wie zahlreiche andere Ausdrucksbewegungen mit großer Aufmerksamkeit abgelesen.

Die dargestellten Schemata, die eine weitere Bearbeitung und ein eingehen-
deres Studium erheischen, leiden möglicherweise auch an bedeutenden Mängeln.
Ich glaube jedoch, daß der Hauptsatz, daß nämlich zahlreiche Bewegungen im
Gebiete der Kopfmuskulatur spezielle Hilfshandlungen sind, welche die besten

Bedingungen für die Tätigkeit des Gehirns durch Beeinflussung seiner Blutversorgung bedingen, keinem Zweifel unterliegt.

Der Mensch hilft sich jedoch beim Denken nicht nur durch Kontraktion der Gesichtsmuskulatur, sondern auch durch einige andere Bewegungen, von denen einige als Hilfsbewegungen für die Blutversorgung von Bedeutung sein könnten. So wird bei allen Völkerschaften, sobald die Notwendigkeit vorliegt, rasch eine schwere Aufgabe zu lösen, abgesehen von einer Konzentrationsbewegung auch eine Reizung der Kopfhaut mit der Hand beobachtet. Bald kraut man sich den Nacken, bald zupft man an dem Schnurrbart und am Bart, bald reibt man sich die Stirn.

Von welcher Bedeutung für den Gehirnblutkreislauf die Reize im Gebiete des Kopfes sind, wissen wir aus der empirisch festgestellten Regel, bei Ohnmachtszuständen die betreffende Person durch Reizung der Kopfhaut mittelst verschiedener Methoden, die eine reflektorische Hyperämie hervorrufen, ins Bewußtsein zurückzubringen. Durch diese Methode beeinflussen wir die Alternative der reflektorischen Einstellung, indem wir den Zufluß arteriellen Blutes zum Kopf überhaupt und folglich auch zum Gehirn steigern.

Natürlich kann hier von sehr hochgradigen Gefäßreflexen keine Rede sein, aber eine gewisse Steigerung der Blutzirkulation im Gehirn ist bei diesen Bewegungen sehr wahrscheinlich. Diese Frage kann auf experimentellem Wege entschieden werden.

Von Interesse ist es hervorzuheben, daß zu der manuellen Methode der Mobilisierung des Blutes zum Gehirn hin für die Lösung einer geistigen Aufgabe Personen, die sich mit geistiger Tätigkeit befassen, weniger häufig ihre Zuflucht nehmen, obwohl ihnen diese Methode nicht fremd ist; bei Personen jedoch, die sich mit physischer Arbeit beschäftigen, ist dieses Verfahren offenbar von größerem Nutzen, da es bei ihnen infolge ungenügender Trainierung des Gefäßsystems des Gehirns schwieriger ist, eine möglichst große Blutmenge von der Muskulatur aus, die in der Regel ja in gesteigerter Menge mit Blut versorgt, nach dem Gehirn zu befördern.

III. Das hydrodynamische Gleichgewicht in der Schädelhöhle.

In der Klinik stoßen wir auf nicht wenige Beispiele einer Störung des hydrodynamischen Gleichgewichtes in der Schädelhöhle. Die komplizierten Verhältnisse zu analysieren, die für die Wahrung des Gleichgewichtes erforderlich sind, ist im höchsten Grade schwierig.

Die Hydraulik, die aus den praktischen Bedürfnissen der Technik hervorgewachsen ist, hat es gewöhnlich mit einfacheren Verhältnissen zu tun als diejenigen, welche im Organismus des Menschen obwalten, und deshalb können die Methoden zur Lösung der Aufgaben der Hydraulik nicht ohne weiteres auf die hydrodynamischen Verhältnisse übertragen werden, die im Gebiet des Zentralnervensystems herrschen.

Die wichtigste Eigentümlichkeit der Hydraulik des menschlichen Organismus ist die pulsierende Strömung von Flüssigkeit in aktiv-passiv elastischen Röhren.

Diese Eigentümlichkeit bedingt eine Reihe spezieller Aufgaben, die mit den Methoden der technischen Hydraulik nicht gelöst werden können. Offenbar ist die Schaffung einer selbständigen Wissenschaft der biologischen Hydraulik eine absolute Notwendigkeit.

Ihre Anfänge, vorläufig noch sehr geringe, besitzen wir in der vornehmlich deskriptiven Wissenschaft von der Blutzirkulation. Einige Formeln, die hier gefunden sind, umfassen nicht das gesamte Gebiet und lösen auch im Grunde genommen nicht die einzelnen Fragen.

Freilich macht sich in der letzten Zeit bei Ärzten, die mit den Problemen der Hydraulik des menschlichen Organismus zu tun haben, die Tendenz bemerkbar, immer kühnere Exkursionen in das ihnen bis dahin fremde Gebiet der Analyse zu machen, aber auch diese Versuche sind vorläufig unzulänglich, weil es notwendig ist, nicht nur die vorteilhaftesten Methoden zur Lösung der Aufgaben ausfindig zu machen, sondern auch eine ganze Reihe von Voraussetzungen zu schaffen, eine ganze Reihe grundlegender hydrodynamischer Theoreme auszuarbeiten. Diese Theoreme sind die der pulsierenden Strömung, die der Hydrodynamik einstweilen noch unbekannt.

In der letzten Zeit versuchte Geigel, die Verhältnisse des hydrodynamischen Gleichgewichtes einer mathematischen Analyse zu unterziehen. In dem Kapitel „Mechanik des Kreislaufs im Gehirn" betrachtet Geigel das System der Cerebrospinalflüssigkeit als System kommunizierender Gefäße, in denen der Druck sich nach den Gesetzen der Hydrostatik ausgleicht. Indes unterliegt es keinem Zweifel, daß die Cerebrospinalflüssigkeit sich in einer ungleichmäßigen Bewegung befindet, und daß diese Bewegung nicht durch hydrostatisch bedingte Unterschiede in den Drucken bestimmt wird, sondern durch die arteriellen Pulswellen in bestimmten Bezirken der Arachnoidalhöhle, die wie Saugpumpen wirken. Somit wird im lebenden Organismus der Druck der Cerebrospinalflüssigkeit in den verschiedenen Regionen der Arachnoidalhöhle nicht statisch, sondern dynamisch bestimmt, und die Fortbewegung der Flüssigkeit kann von Höhlenbezirken mit einem geringeren Druck (hinter der Pumpe) zu Bezirken mit einem größeren Druck (vorderhalb der Pumpe) erfolgen.

Daß bei eingetretenem hydrodynamischen Gleichgewicht die Faktoren der Hydrostatik ebenfalls das Endresultat beeinflussen, bedarf keines Beweises. Ebenso wie in der technischen Hydraulik übt, je größer die Strömungsgeschwindigkeit ist, je größere Kräfte auf die Flüssigkeit einwirken, einen desto relativ geringeren Einfluß das Pascalsche Gesetz auf die Endresultate aus.

Wie richtig des weiteren die Analyse von Geigel auch aufgebaut sein mag, so führt doch die Nichtberücksichtigung der treibenden Kräfte im System der Cerebrospinalflüssigkeit unvermeidlich zu unrichtigen Ergebnissen. In Wirklichkeit sind die Verhältnisse viel komplizierter, als dies der Autor annimmt.

In der Tat, der Autor geht von dem überall gleichen Druck der Cerebrospinalflüssigkeit aus, und dieser Faktor bleibt in der geschlossenen Schädelhöhle konstant und ändert sich nur in der Zeit je nach den arteriellen Pulsationen. Somit nimmt der Autor eine Konstanz der übrigen Faktoren an und betrachtet nur die Wechselbeziehungen zwischen den Abschnitten der Blutgefäße. Er stellt die Existenz bestimmter optimaler Größen der Dilatation des arteriellen Bettes fest. Bei beträchtlichen Dilatationen des arteriellen Bettes kontrahiert sich, sofern im abgeschlossenen Schädelraum bei einer Konstanz des Volumens der anderen Teile des Schädelinhalts das Gesamtvolumen des Blutes bei den verschiedenen Phasen der Pulsation ungefähr das gleiche bleibt, notwendigerweise das venöse und das Capillarbett. Besonders hochgradig wirkt die Dilatation des arteriellen Bettes auf die Kontraktion des venösen ein.

Somit führt bis zu einer gewissen Grenze eine Erweiterung des arteriellen Bettes zu einer Zunahme der Menge des durchströmenden Blutes, bis eine solche Kontraktion des Venensystems eintritt, daß das venöse Bett für den Abfluß des gesamten Blutes nicht mehr ausreicht, und sodann wird eine weitere Dilatation des arteriellen Bettes durch die Steigerung des Druckes in der Schädelhöhle die Menge des das Gehirn durchströmenden Blutes immer mehr einschränken.

Andererseits setzt die Einengung des arteriellen Bettes durch die Erweiterung des venösen Bettes, obwohl sie für den Blutabfluß sehr günstige Bedingung schafft, gleichzeitig doch die Menge des zuströmenden Blutes herab und führt folglich auch zu einer allgemeinen Verringerung der Blutmenge, die in der Zeiteinheit das Gehirn durchfließt. Der Autor ist vollkommen im Recht, wenn er bei der Analyse der Bedingungen für die Blutzirkulation im Gehirn sich nicht mit anatomischen und folglich statischen Bezeichnungen des Zustandes der Blutzirkulation im Gehirn wie Anämie und Hyperämie beschränkt, sondern Bezeichnungen dynamischer Natur anwendet und eine neue Terminologie einführt. Er führt die Bezeichnung „Eudiämorrhisis" für die normale Menge des durch das Gehirn fließenden Blutes, „Adiämorrhisis" für die veringerte Menge und „Hyperdiämorrhisis" für die überschüssige ein.

Er weist darauf hin, daß ein mit Blut überfülltes Gehirn gleichzeitig an mangelnder Blutversorgung leiden kann und daß im Gegenteil ein an Blut armes Gehirn bei ausreichender Strömungsgeschwindigkeit des Blutes nicht nur genügend, sondern auch im Überschuß mit Blut versorgt ist. Somit fällt die Größe der Versorgung des Gehirns mit Blut nicht mit der Größe der Blutfülle des Gefäßsystems des Gehirns zusammen.

Bei seiner Analyse ging jedoch Geigel von dem allgemein anerkannten Satze aus, daß beim vasomotorischen Spiel die Gehirncapillaren ebenso aktiv beweglich sind wie in den anderen Organen, was gemäß den von mir oben angeführten Angaben und Erwägungen in Wirklichkeit nicht der Fall ist. Ob die Gehirnvenen zu aktiven Kontraktionen und Dilatationen fähig sind, läßt sich schwer sagen, es ist jedoch sehr wahrscheinlich, daß die aktiven Veränderungen ihres Lumens für den Blutkreislauf im Gehirn von keiner besonderen Bedeutung ist.

Wenn wir auch die Hauptschlüsse des Autors akzeptieren, so müssen wir jedoch auf die Deduktionen verzichten, die auf Grund einer faktisch falschen Annahme von aktiven Veränderungen des Lumens der Gehirncapillaren und Gehirnvenen gewonnen sind.

Andererseits geht, wie bereits hingewiesen wurde, Geigel bei seiner Analyse von der Auffassung eines hydrostatischen Gleichgewichts in der Cerebrospinalflüssigkeit aus und berücksichtigt nicht die Kräfte, die ihre Zirkulation bedingen. Infolgedessen kommt er zu dem Schluß, daß bei aktiver Dilatation der Arterienwandung der Druck in der Schädelhöhle und speziell in der Cerebrospinalflüssigkeit sich steigern und im Gegenteil bei einem Spasmus des arteriellen Gehirnnetzes eine Herabsetzung des intracraniellen Druckes eintreten muß.

Indes treibt die Pulswelle der Arterienwand vorwärts nicht nur das Blut, welches sich innerhalb der Arterie befindet, sondern auch die Cerebrospinalflüssigkeit, welche sich nach außen in dem periarteriellen Kanal der Arachnoidalhöhle befindet.

Auch ohne eine mathematische Analyse dieser Verhältnisse ist es bereits klar, daß innerhalb gewisser Grenzen die Dilatation des Arterienrohrs eine größere Zirkulation der Cerebrospinalflüssigkeit und folglich eine größere Resorption derselben in die Gehirnsubstanz und von dort aus in das venöse System zu begünstigen vermag. Somit steigert die Dilatation des Arterienrohrs den intracraniellen Druck und befördert gleichzeitig das Auspumpen der Cerebrospinalflüssigkeit aus der Arachnoidalhöhle, wodurch eine Herabsetzung des intracraniellen Druckes eintritt, sobald die Menge der ausgeschiedenen Cerebrospinalflüssigkeit eine konstante bleibt.

Es liegt auf der Hand, daß das Endresultat der Erweiterung der Gehirnarterien kein so einfaches ist, wie Geigel es sich vorstellt.

Um sich einer richtigen Auffassung von diesen komplizierten hydrodynamischen Verhältnissen annähern zu können, muß man eine Gleichung für einen pulsierenden Strom innerhalb einer aktiv-passiv elastischen Röhre, welche in eine andere Röhre eingeschlossen ist, die einen gewissen Grad von passiver Elastizität besitzt und mit einer anderen Flüssigkeit gefüllt ist, aufstellen. Die Gleichung soll sowohl die Wechselbeziehungen zwischen den Querschnitten beider Röhren als auch die verschiedenen Drucke in denselben und die Volumengröße der Pulsschwankungen umfassen.

Indem ich die Lösung dieser interessanten Aufgabe Leuten anheimstelle, die auf dem Gebiete der Mechanik kompetenter sind, möchte ich hier einige allgemeine Ausführungen vorbringen.

Tritt erstens, ausgehend von einem Gleichgewichtszustand, eine Erweiterung des arteriellen Bettes ein und steigt die Amplitude der Pulsschwankungen an, mit anderen Worten, stellt sich eine aktive Hyperämie des Gehirns ein, so nimmt die Menge der Cerebrospinalflüssigkeit, die von der Pulswelle längs der periarteriellen Kanäle der Arachnoidalhöhle mitgerissen wird, zu. Natürlicherweise ändern sich dabei mit der Beschleunigung der Zirkulation der Cerebrospinalflüssigkeit die Druckniveaus derselben in dem Sinne, daß an der Außenfläche des Gehirns der Druck zunimmt, in den Ventrikelhöhlen dagegen der Druck abnimmt. Die Ventrikel entleeren sich. Das Volumen der Gehirnpulsationen wächst an, da die Gesamtmenge der Cerebrospinalflüssigkeit abnimmt. Steigert sich dabei die Ausscheidung von Cerebrospinalflüssigkeit reflektorisch nicht in dem Maße, um die gesteigerte Resorption wettzumachen, so treten Erscheinungen ein, die wir beim Entleeren bedeutender Mengen von Cerebrospinalflüssigkeit beobachten, nämlich Kopfschmerzen in Abhängigkeit von den Schwankungen des Blutdrucks. Der Mechanismus dieser Erscheinung wird begreiflich, wenn wir uns das Wesen der Kopfschmerzen klarmachen. Deshalb mache ich hier eine kleine Abschweifung nach dieser Seite hin.

Kopfschmerzen sind ein Schutzreflex vor einem bestimmten Faktor, nämlich dem Druck. Die Signalapparate, die in den Gehirnhäuten belegen sind, sind so konstruiert, daß als adäquater Reiz für sie der Druck dient. In dieser Beziehung unterscheiden sich die Kopfschmerzen (wie wahrscheinlich auch die Schmerzen im Bereich des Peritoneums) von den Schmerzen an der Außenfläche des Körpers dadurch, daß in diesem letzteren Fall als adäquater Reiz die Zerstörung des Gewebes dient, innerhalb dessen die Signalapparate belegen sind. Deshalb tritt bei Druckwirkung auf die Haut, solange keine Zerstörungserscheinungen aufgetreten sind, auch eine Erregung des Signalapparates des Schmerzes nicht ein. Wirkt dagegen ein Druck auf die Signalapparate der Hirnhäute ein, so tritt ihre Erregung ein, deren Ergebnis von uns als Kopfschmerzen wahrgenommen wird. Gleichzeitig werden Zerstörungserscheinungen, insofern sie nicht mit einer Steigerung des Druckes in den Gehirnhäuten einhergehen, von uns nicht als Kopfschmerzen wahrgenommen. Deshalb ist bei Operationen in der Schädelhöhle die Trennung der Hirnhäute schmerzlos.

Bei unversehrtem reflektorischem Schmerzapparate in der Schädelhöhle sind jegliche Kopfschmerzen ein Signal der Steigerung des Druckes an der Oberfläche des Gehirns.

Aber ebenso wie überall sind auch Fälle einer unadäquaten Reizung des Apparates möglich. Im Gebiet des meningealen Astes des N. trigeminus sind ebensolche Neuralgien möglich wie im Gebiet der anderen Äste dieses Nerven.

Somit begegnen wir Kopfschmerzen von zweierlei Art: Kopfschmerzen als normale Tätigkeit des Schmerzapparates, der automatisch die Bedingungen ausschaltet, die zu einer weiteren Steigerung des intracraniellen Druckes beitragen, und Kopfschmerzen, die infolge pathologischer Veränderungen im Gebiet des Schmerzapparates selbst entstehen.

Uns interessieren hier natürlich die Kopfschmerzen der ersteren Art, sozusagen die physiologischen Kopfschmerzen, die von Veränderungen im Druck innerhalb der Schädelhöhle zeugen.

Gehen wir von diesen Vorstellungen über die Natur der Kopfschmerzen aus, so können wir jetzt in der Erörterung der Frage fortfahren, was eintritt, wenn ein Mangel an Cerebrospinalflüssigkeit, ob er nun von einem Entleeren derselben oder davon abhängt, daß die Produktion von Cerebrospinalflüssigkeit hinter ihrer Resorption zurückbleibt, sich einstellt.

In diesen Fällen haben wir vor uns ein System, in welchem das Volumen des venösen Blutes auf Kosten des verringerten Volumens der Cerebrospinalflüssigkeit zunimmt. Hieraus folgen eine größere Amplitude der Gehirnpulsationen, ein geringerer hydrostatischer Schutz des Gehirns und folglich eine größere Abhängigkeit desselben von jeglichen Schwankungen des Blutdruckes im gesamten Organismus. Jede Steigerung des Blutdrucks führt zu einer größeren Dilatation des arteriellen Systems des Gehirns und dehnt die Gehirnsubstanz aus. Dieser Ausdehnung widersteht jetzt nur der elastische Apparat der Gehirnsubstanz selbst, der Druck der Cerebrospinalflüssigkeit sinkt, der Druck des venösen Blutes ist als fast gleich Null zu betrachten, insofern ein vollkommen freier und weiter Abfluß in die Brusthöhle vorhanden ist. Es ist nun natürlich, daß unter diesen Verhältnissen jede Erschütterung des Kopfes dem Gehirn bis zu einem gewissen Grade im Schädel zu wackeln gestattet, da das venöse System bedeutende Hin- und Herbewegungen des Gehirns zuläßt und die lokalen Drucke auf die Gehirnoberfläche über die Grenzen des Normalen hinaus schwanken können. Die lokalen Drucksteigerungen werden nun als Kopfschmerzen signalisiert. Jede Lageveränderung, die mit einem raschen Ansteigen des Blutdrucks einhergeht, ruft ebenfalls eine Dehnung des Gehirns und Kopfschmerzen hervor. Einen solchen Einfluß übt die Anspannung der Bauchpresse bei der Defäkation, das Niesen, der Husten aus. Von Interesse ist es, daß dabei am häufigsten der Schmerz im Scheitel empfunden wird, d. h. im Gebiet des oberen longitudinalen Sinus, wo die größten Exkursionen des Gehirns möglich sind, beschränkt nur durch die Pacchionischen Zotten.

Somit tritt bei stark ausgeprägter arterieller Hyperämie, wo die Ausscheidung von Cerebrospinalflüssigkeit hinter ihrer gesteigerten Resorption zurückbleibt, eine Störung des hydraulischen Schutzes des Gehirns sowohl vor äußeren Erschütterungen als auch vor inneren Schwankungen des Blutdrucks ein.

Die zweite Möglichkeit einer Veränderung des arteriellen Bettes — seine Einengung entweder infolge einer aktiven Kontraktion der Gefäßwand oder infolge eines ungenügenden allgemeinen oder lokalen arteriellen Druckes — hat zu ihrer unausbleiblichen Folge eine Abnahme der Menge der Cerebrospinalflüssigkeit, die von der arteriellen Pulswelle in den periarteriellen Kanälen fortgetrieben wird. Es liegt auf der Hand, daß in diesen Fällen der Druck in der Arachnoidalhöhle an der Gehirnoberfläche im Mittel niedriger als der normale sein wird, während er in den Ventrikelhöhlen höher als der Durchschnitt ist, unter der Bedingung natürlich, daß die Menge der in der Zeiteinheit produzierten Cerebrospinalflüssigkeit die frühere bleibt. In derartigen Fällen entspringt hieraus eine Ausdehnung der Ventrikelhöhlen. Dies ist die erste Folge. Die zweite Folge besteht darin, daß die Gesamtmenge der Cerebrospinalflüssigkeit anwächst, offenbar infolge der Verringerung der Menge des venösen Blutes, infolge einer Kompression des venösen Systems, was seinerseits unvermeidlich zu einer Steigerung des Drucks im Gefäßsystem und innerhalb des Schädels überhaupt führen muß. Die Steigerung des allgemeinen intracraniellen Druckes wird nun von den Hirnhäuten her als Kopfschmerz signalisiert. Die gleichzeitig in dem IV. Ventrikel vorhandene Drucksteigerung kann Erbrechen verursachen.

Da jede Steigerung des arteriellen Druckes in diesen Fällen eine Zunahme des intracraniellen Druckes bewirkt, so erfahren alle Erscheinungen bei jeder Anstrengung eine Steigerung, von noch größerer Bedeutung, jedoch können in derartigen Fällen die Schwierigkeiten für den Abfluß des venösen Blutes sein.

Somit führt die arterielle Gehirnanämie zu Erscheinungen von Hydrocephalus, falls gleichzeitig die Ausscheidung von Cerebrospinalflüssigkeit nicht herabgesetzt wird.

Wie aus diesen Ausführungen zu ersehen ist, können bei der Berücksichtigung der Wechselbeziehungen zwischen der Fülle des Pulses der Gehirnarterien und der Zirkulation der Cerebrospinalflüssigkeit die Resultate der Hyperämie und der Anämie denen direkt entgegengesetzt sein, die Geigel erzielte.

Wie bereits erwähnt, kann eine Störung des Gleichgewichtes hinsichtlich des Druckes in der Schädelhöhle, eine Anhäufung oder ein Mangel an Cerebrospinalflüssigkeit nur unter der Bedingung eintreten, daß die Produktion von Cerebrospinalflüssigkeit durch die Choroidaldrüsen eine konstante ist. Diese Konstanz ist jedoch wenig wahrscheinlich. Es liegt aller Grund zu der Annahme vor, daß die Menge der von den Choroidaldrüsen ausgeschiedenen Cerebrospinalflüssigkeit durch besondere Regulatoren geregelt wird, welche die Tätigkeit der Drüsen an die sich ändernden Ansprüche anpassen.

Wie hinsichtlich der anderen Drüsen wurde auch hinsichtlich der Choroidaldrüsen festgestellt, daß ihre sekretorische Tätigkeit durch Pilocarpininjektionen gesteigert wird.

In 'den Arbeiten von Stöhr über die Innervation der Hirnhäute finden wir einen Hinweis auf die Innervation der Choroidaldrüsen, wobei hier sowohl markhaltige als auch marklose Fasern vorkommen. Somit stehen die Choroidaldrüsen unter der Verwaltung des Nervensystems ebenso wie die anderen Drüsen des Organismus.

Was die Lage und die Struktur des zentralen Automaten anlangt, der auf die Größe der Resorption mit einer Änderung der Menge des Secrets der Choroidaldrüsen reagiert, so ist uns darüber bis jetzt nichts Positives bekannt. Deshalb kann man einige hypothetische Erwägungen aussprechen, fußend auf der Analogie und auf den strukturellen Verhältnissen.

Vor allem ist es wahrscheinlich, daß die zentralen Impulse, welche die secretorische Tätigkeit der Choroidaldrüsen regeln, diese durch den meningealen Ast des N. trigeminus erreichen können. Dieser Ast ist die Hauptbahn, die die Hirnhäute mit dem Zentralnervensystem vereinigt, folglich kann man mit einer gewissen Wahrscheinlichkeit annehmen, daß die Kerne des Trigeminus der Ort sein müssen, wo die reflektorische Tätigkeit der Choroidaldrüsen ihr Zentrum besitzt, ebenso wie in diesem Nerv auch die vasomotorischen Fasern im Gebiete der Hirnhäute enthalten sein müssen.

Von sämtlichen Kernen des Trigeminus kann nur der der mesencephalischen Wurzel den sympathischen zugezählt werden (secretorischer, vasomotorischer Kern) analog den sympathischen Zellgruppen in den Seitenfortsätzen des Vorderhornes des Rückenmarks.

Von den diesen mesencephalischen Kern des Trigeminus zusammensetzenden Zellen verdienen Beachtung diejenigen, welche einzeln in den Außenteilen der zentralen grauen Substanz belegen sind, die sich um den Aquaeductus Sylvii herum befindet. Diese Zellen sind bekanntlich sehr groß und besitzen eine ballonförmige Gestalt; sie besitzen keine Dendriten, sondern bloß Axonen, die sich zur motorischen Wurzel des Trigeminus hinbegeben, mit der zusammen diese Fasern aus dem Schädel austreten. Es konnte jedoch mit aller Bestimmtheit festgestellt werden, daß diese zentrifugalen Fasern keine motorischen Funktionen ausüben. Es bleibt nur noch die Annahme übrig, daß sie entweder eine vasomotorische oder eine secretorische Funktion besitzen. In letzterem Fall könnte man annehmen, daß sie die Sekretion von Schweiß, von Talg und von Cerebrospinalflüssigkeit bewirken. Es ist jedoch nicht besonders wahrscheinlich, daß diese Neuronen die Schweiß- oder Talgabsonderung regeln, da diese Funktionen, für die gesamte Körperoberfläche gemeinsam, im Rückenmark von Apparaten geregelt werden, die Zellen von solch ausschließlicher Struktur nicht besitzen, und außerdem erfolgt die Regelung der Schweiß- und Talgabsonderung vor allem durch die Einwirkung von Reizen, die außerhalb des Gehirns belegen sind. Deshalb müssen die Neuronen, die den Regulationsapparat zusammensetzen, einen receptiven Dendritenapparat besitzen. Auf Grund dieser Erwägungen könnte man voraussetzen, daß diese Zellen, die im Zentralnervensystem nicht ihresgleichen haben, eine besondere Funktion ausüben, und daher ist es wahrscheinlich, daß gerade diese Zellen eben der automatische Apparat sind, welcher die Secretion der Choroidaldrüsen je nach den Druckschwankungen innerhalb der Ventrikel regelt. Ist dem so, so müßten den adäquaten Reiz für diese Zellen die Schwankungen des Druckes innerhalb der Ventrikel bilden.

Die Lage dieser Zellen innerhalb der zentralen grauen Substanz um die zu einem Kanal verengerte Ventrikelhöhle, umgeben von einer festen Kapsel aus Myelinfasern, in einer Region, die durch eine dicke und recht gleichmäßige Schicht von Gehirnsubstanz vor der Beeinflussung durch Druckänderungen in der Arachnoidalhöhle geschützt ist, ist außerordentlich vorteilhaft im Sinne einer Beeinflussung durch den Druck innerhalb des Ventrikels.

Unwillkürlich erregt unsere Aufmerksamkeit noch folgender Umstand. Bekanntlich legte Ramon y Cajal auf Grund eines sehr eingehenden Studiums der Struktur des Nervensystems als Verallgemeinerung die allgemeinen Prinzipien fest, die beim Aufbau des Zentralnervensystems zur Beobachtung kommen. Eines dieser grundlegenden Prinzipien ist das der Ökonomie an Stoff und an Raum. In der Tat, je mehr wir die Struktur des Nervensystems erforschen, desto mehr überzeugt man sich von der Richtigkeit des Prinzips von Ramon y Cajal. Deshalb ist es notwendig, in denjenigen Fällen, wo wir eine krasse Abweichung von diesem Prinzip wahrnehmen, nach dem besonderen Grund dieser Abweichung zu suchen.

Eine von diesen Abweichungen besteht darin, daß im Gebiet des Mittelhirns die Anfangsteile von Fasern belegen sind, die die Decussatio tegmenti Meynerti bilden. Wie aus der Zeichnung zu ersehen ist, begeben sich diese Fasern, welche ihren Ausgang von den Zellen der tiefen Schicht der Vorderhügel des Vierhügels nehmen, zur Bildung der Kreuzung nach dem ventralen Teil der zentralen grauen Substanz. Diesen Weg legen sie jedoch nicht in einer geraden Linie zurück, sondern begeben sich vorher zur zentralen grauen Substanz in einer Normalen zu ihrer Oberfläche und machen sodann schroff kehrt und treten in die weiße Kapsel ein, die von allen Seiten die zentrale graue Substanz bedeckt. Da entsprechend dem Verlauf der Nervenfasern auch das gliöse Gewebe belegen ist, so entsteht um die zentrale graue Substanz eine recht feste Kapsel.

Sollte die hier dargestellte Hypothese durch experimentelle Untersuchungen bestätigt werden, so besäßen wir im Aquaeductus Sylvii einen Manometer, der automatisch die Secretionsgröße der choroidalen Drüsen regelt und auf diese Weise die Konstanz des Druckes innerhalb der Ventrikel wahrt.

Von diesem Standpunkt aus müßte man die Fälle von angeborenem und bisweilen auch von erworbenem chronischem Hydrocephalus einer Revision unterziehen. Einige von diesen Fällen können von einer falschen Einstellung des Manometers abhängen und deshalb stets einen höheren Druck innerhalb der Ventrikel bedingen, was bei andauernder, wenn auch geringer Steigerung der Ausscheidung von Cerebrospinalflüssigkeit zu einer Ausdehnung der Ventrikel führen kann.

Wie bei der Tätigkeit aller anderen Organe können wir auch bei der Zirkulation der Cerebrospinalflüssigkeit das Vorhandensein von Erscheinungen der Kompensierung annehmen. Es ist wohl anzunehmen, daß auf den Zirkulationsbahnen der Cerebrospinalflüssigkeit auftauchende Schwierigkeiten durch Vermittlung des zentralen Regulators des Ventrikeldruckes die Produktion von Cerebrospinalflüssigkeit durch die Choroidaldrüsen herabsetzen. Und nur infolge einer Insuffizienz dieses Automaten, hervorgerufen durch eine Beschädigung desselben in seinen zentralen oder, was wahrscheinlicher ist, in seinen peripheren Teilen, tritt eine Dekompensierung ein. Der regulierende Einfluß fällt weg, und es stellt sich der Zustand ein, wo bei verringerter Resorption der Cerebrospinalflüssigkeit infolge einer Verlegung ihrer Bahnen die Produktion derselben nicht nur nicht herabgesetzt, sondern auch gesteigert sein kann. So kann bei der Meningitis, bei welcher an der Gehirnbasis auch der Trigeminus affiziert wird, bis zu einem gewissen Grade auch sein meningealer Ast affiziert werden, und in einem noch höheren Grade kann die Leitungsfähigkeit der secretorischen Nerven leiden, die gänzlich im Gebiet des Arachnoidalgewebes zu den Choroidaldrüsen verlaufen.

Bis jetzt war die Rede von einer solchen Störung des Gleichgewichts zwischen Produktion und Resorption von Cerebrospinalflüssigkeit, bei der die Produktion größer ist als die Resorption, und infolge dieser Anhäufung von Cerbrospinalflüssigkeit nicht nur das hydrostatische Gleichgewicht zwischen den Ventrikelhöhlen und der Arachnoidalhöhle gestört ist, sondern auch die allgemeine Zunahme der Menge der Cerebrospinalflüssigkeit sowohl in den Ventrikelhöhlen als auch in den Arachnoidalhöhlen zu einer Verringerung des venösen Blutes führt. Dies kann seinerseits bei beträchtlicher Größe zu einer Steigerung des venösen und folglich auch des intracraniellen Druckes führen. Äußerer Ausdruck dieses Vorganges ist der Kopfschmerz.

Wir beobachten jedoch Fälle, wo die Verhältnisse zwischen der Cerebrospinalflüssigkeit und dem Blut völlig umgekehrt sind, wo infolge ungenügender Produktion von Cerebrospinalflüssigkeit bei normaler Resorption oder infolge überschüssiger Resorption bei normaler Produktion oder endlich bei unzureichender Produktion und gesteigerter Resorption eine Verarmung des Gehirns an Cerebrospinalflüssigkeit eintritt. Den einfachsten derartigen Fall beobachten wir beim Entleeren großer Mengen von Cerebrospinalflüssigkeit, besonders wenn die Flüssigkeit längere Zeit hindurch durch die Stichöffnung in der harten Hirnhaut auszufließen fortfährt. Bekanntlich treten dabei ebenfalls heftige Kopfschmerzen ein, diesmal jedoch bereits nicht infolge gesteigerten intracraniellen Druckes, sondern infolge einer Schmälerung des Einflusses des hydrostatischen Schutzes des Gehirns, welche Funktion der Cerebrospinalflüssigkeit zukommt. Mit anderen Worten, in diesen Fällen drückt das Gehirn bei seinen Pulsationen mit seiner Oberfläche direkt auf die Hirnhäute und reizt die Nervenendigungen, die in den Hirnhäuten belegen sind.

Der Ersatz der Flüssigkeit durch Luft, wie er bei der Encephalographie statthat, stellt ebenfalls nur in geringem Grade den hydrostatischen Schutz wieder her, und zwar infolge der Kompressibilität der Luft, und wenn bei einfachem Entleeren von Cerebrospinalflüssigkeit ihre Rolle eines hydrostatischen Schutzes bis zu einem gewissen Grade von dem die Flüssigkeit ersetzenden venösen Blut übernommen wird, so treten bei dem Ersatz der Flüssigkeit durch Luft die Erscheinungen des Fehlens eines hydrostatischen Schutzes am vollzähligsten ein und die Kopfschmerzen sind hier besonders quälend. Es ist nun begreiflich, daß in diesen Fällen jegliche Lageveränderung des Kopfes, allerlei Erschütterungen desselben, die Änderungen im arteriellen und venösen Druck, ganz besonders des letzteren z. B. beim Husten, außerordentlich schmerzhaft sind.

Die unzulängliche Ausscheidung von Cerebrospinalflüssigkeit durch die Choroidaldrüsen kann von den verschiedensten Ursachen abhängen. So werden nicht selten heftige und hartnäckige Kopfschmerzen während verschiedener Infektionskrankheiten beobachtet. Dabei sind keine Antipyretica von Nutzen. In diesen Fällen macht sich die Abhängigkeit von Kopfbewegungen und Schwankungen des venösen Blutes ganz besonders bemerkbar. Ein anderes dabei häufig zur Beobachtung kommendes Symptom ist die Resonanz von Tönen im ganzen Kopf, welche die Patienten außerordentlich reizt. Durch die Anwendung von Pilocarpin kann dieser hartnäckige Kopfschmerz in derartigen Fällen beseitigt werden.

Am häufigsten jedoch wird eine ungenügende Secretion von Cerebrospinalflüssigkeit durch die Choroidaldrüsen bei der Arteriosklerose beobachtet. Hier tritt nicht selten ein typischer Symptomenkomplex auf: ununterbrochenes Druckgefühl im Kopf, häufig an einer bestimmten Stelle des Schädels, z. B. in der Stirnregion, das sich bis zu einem mehr oder minder heftigen Schmerz steigert. Jeder Schritt hallt im Kopf wider, gerade an der Stelle, an der der Druck ständig gefühlt wird. Besonders scharf wirkt die Kombination derartiger Erschütterungen mit einer Steigerung des Blut- und des intracraniellen Druckes, wie z. B. bei der Besteigung einer Treppe. Sodann ist charakteristisch der bereits oben erwähnte laute Widerhall sowohl der Laute der eigenen Sprache als auch jeglicher äußerer Geräusche im Kopf. Jedes Wort wird als ein Schlag empfunden. Diese letzte Erscheinung könnte man sich begreiflich machen, wenn man davon ausgeht, daß die Perilymphe des Labyrinthes mit der Arachnoidalhöhle kommuniziert und deshalb der Mangel an dieser Flüssigkeit zu einer Störung des hydrostatischen Gleichgewichtes im häutigen Labyrinth und speziell im Gebiet der Basalmembran der Schnecke führt.

Klagen von Patienten über diese Erscheinungen hochgradiger Lautreize bekommt man nicht selten zu hören, sie lenkten jedoch bis jetzt die Aufmerksamkeit der Ärzte nur wenig auf sich.

Den Symptomenkomplex der arteriosklerotischen Insuffizienz der Regelung des hydrostatischen Gleichgewichts in der Schädelhöhle hat man vorläufig bloß durch eine klinische Analyse zu begründen, da, soweit ich mich überzeugen konnte, in der Literatur nicht nur keine pathologisch-anatomischen Veränderungen beschrieben sind, sondern auch der Symptomenkomplex selbst nicht geschildert wird. Deshalb kann man über die Lokalisierung des pathologischen Prozesses in diesen Fällen nur Vermutungen aufstellen. Die unzulängliche Secretion von Cerebrospinalflüssigkeit kann vor allem von sklerotischen Veränderungen in den Choroidaldrüsen selbst abhängen.

Störungen des hydrostatischen Schutzes des Gehirns können auch bei völlig gesunden Personen unter besonderen Verhältnissen der Blutfülle des Gefäßsystems auftreten. So stellt sich bei anhaltender Muskelarbeit, die unter großer Anspannung der Muskulatur des gesamten Körpers ausgeführt wird, z. B. bei Erdarbeiten, wenn dabei der Verdauungsapparat lange Zeit hindurch leer bleibt, ein Zustand der Störung des hydrostatischen Schutzes ein. In derartigen Fällen macht sich bei jeder stärkeren Muskelanstrengung, die mit einer hochgradigen Steigerung des intrathoracalen Druckes einhergeht, ein schmerzhafter Schlag nach dem Scheitel hin fühlbar. Ein ebensolcher schlagender Schmerz begleitet jeden Schritt beim Besteigen einer Treppe. Der Husten verursacht in derartigen Fällen quälende Schläge im Kopf und sogar gegenüber Seitendrehungen des Kopfes herrscht eine gesteigerte Empfindlichkeit.

Somit bestehen in der Schädelhöhle komplizierte Verhältnisse zwischen zwei zirkulierenden Flüssigkeiten, wobei die Zirkulation der einen von ihnen in engster

Abhängigkeit von der der anderen steht, obwohl sie gleichzeitig einen eigenen automatischen Regulator besitzt. Alle komplizierten Kombinationen, in welche beide Systeme zueinander treten können, in einem einfachen Schema zusammenzufassen, ist vorläufig nicht möglich. In den obigen Zeilen versuchte ich, den ersten Entwurf dieser Wechselbeziehungen zu liefern und die Aufmerksamkeit auf die Sammlung von klinischem, anatomischem und experimentellem Material über dieses außerordentlich wichtige Gebiet der Physiologie des Nervensystems zu lenken.

Literaturverzeichnis.

Alzheimer: Histologische Studien zur Differentialdiagnose der progressiven Paralyse. Nissls Arbeiten 1. 1904.

Bayliss: The action of Carbon Dioxide on Blood Vessels. Journ. of Physiol. 26. 1901.

Boss, L.: Topographische Anatomie der Subarachnoidalräume an der Gehirnbasis. Arch. f. Ohren-, Nasen- u. Kehlkopfheilk. 115, H. 1. 1926.

Cappelletti: L'ecoulement de liquid cérébro-spinal par la fistule céphalo-rachidienne en conditions normal et sous l'influence de quelques médicaments. Arch. ital. de biol. 35. 1901.

Dandy: Transact. of the Americ. Surg. Assoc. 37. 1919.

Dietrich: Über die Entstehung des Hydrocephalus. Münch. med. Wochenschr. 1923. Jg. 70, Nr. 34/35.

Dixon and Halliburton: The Action of the choroid Plexuses on the secretion of cerebrospinal Fluid. Journ. of Physiol. 1910. Nr. 3.

Ebbecke: Physiologie der Capillaren. Naturwissenschaften 1926. H. 48/49.

Evensen: Beiträge zu der normalen Anatomie der Hirngefäße. Nissls Arbeiten 2. 1908.

Faivre: Sur le conarium et le plexus choroides de l'homme et des animaux. Annales des Sciences naturelles. 7.

Fleig: Des divers liquides organiques, en tant que milieux nutritifs artificiels pour organs isolés du corps. Cpt. rend. des séances de la soc. de biol. 63. 1907.

Foix et Gumener: Sur la Topographie des Injections sous-arachnoidiennes d'Encr de Chine pendant la vie et post-mortem. Rev. neurol. 1913. Nr. 5.

Forster, E.: Experimentelle Beiträge zur Lehre der Phagocytose der Hirnrindenelemente. Nissls Arbeiten 2. 1908.

Francini: Sulla struttura e la Funzione dei Plessi coroidei. Sperimentale 61. 1907.

François-Franck: Cpt. rend. des séances de la soc. de biol. 1909.

Gaskell: On the Tonicity of the Heart and Blood Vessels. Journ. of Physiol. 3. 1880.

Geigel: Gehirnkrankheiten. München: J. F. Bergmann 1925.

Gindze: Contribution à l'étud des artères du cerveau des hommes remarquables. Mémoires publiés à l'accasion du jubilé du Prof. G. Rossolimo. Moscou 1925.

Goldmann, E.: Vitalfärbung am Zentralnervensystem. Berlin 1913.

Hassin: Notes on the nature and origin of the cerebrospinal fluid. Journ. of Nerv. a. Ment. Dis. 59, Nr. 2. 1924.

Hill: The Physiology and Pathology of the Cerebral Circulation. London 1896.

Hooker: The Effect of Carbon Dioxide and of Oxygen upon Muscular Tone in the Blood Vessels and Alimentary Canal. Americ. Journ. of Physiol. 31. 1912.

Key und Retzius: Studien in der Anatomie des Nervensystems und des Bindegewebes. Stockholm 1875—1876.

Krogh: Anatomie und Physiologie der Capillaren. Berlin: Julius Springer 1924.

Lange: Lumbalpunktion und Liquordiagnostik. Spezielle Pathologie und Therapie innerer Krankheiten von Kraus und Brugsch 2, Teil III.

Löwenstein: Über die Veränderungen des Gehirns und Rückenmarks bei d. Meningitis cerebrospinalis epidemica. Zieglers Beiträge z. pathol. Anat. 47. 1909.

Menninger: The cerebrospinal Fluid. Journ. of Nerv. a. Ment. Dis. 60, Nr. 2. 1924.

Mestrezat: Le liquide céphalo-rachidien normal et pathologique. Paris 1912.

Mingazzini: Anatomia clinica dei Centri Nervosi. 1913.

Papilian et Jippa: Recherches expérimentales sur la circulation du liquide céphalo-
    rachidien. Journ. de physiol. et de pathol. gén. 23. 1925.
Pettit et Girard: Sur la fonction secretoire et la morphologie de plexus choroides.
    Arch. d'anat. microscop. 213. 1902—1903.
Rachmanow: Beiträge zur vitalen Färbung des zentralen Nervensystems. Folia neuro-
    biol. 7. 1913.
Ranke: Beiträge zur Lehre von der Meningitis tuberculosa. Nissls Arbeiten 2. 1910.
Ranvier: Leçons sur l'histologie du Système nerveux. 1878.
Rouvière: Anatomie humaine 1. 1924.
Sahli: Lehrbuch d. klinischen Untersuchungs-Methoden. 1913.
Sepp: Über die Rolle der Lymphocyten beim Schutz des Zentralnervensystems. Korsa-
    kowsky Journal 1925. H. 1. (Russisch.) — Ders.: Über die Abwehrorganisation des
    Zentralnervensystems gegen die Infektionen. Journ. de psychol., de neurol. et de
    med. mentale 2. 1922. (Russisch.)
Sicard: Le liquide céphalo-rachidien. Encyclopédie des aide-mémoire Léauté.
Spielmeyer: Histopathologie des Nervensystems 1. 1922.
Spina: Untersuchungen über die Resorption des Liquors bei normalen und erhöhten
    intracraniellen Druck. Arch. f. d. ges. Physiol. 83. 1901.
Stern, L. S.: Le rôle de la barrière hémato-encephalique et les rapports entre le liquide
    céphalo-rachidien, le sang et les éléments nerveux cérébro-spinaux. Journ. médico-
    biologique 1926. F. 2. (Russisch.) — Ders.: Arch. internat. de physiol. 17. 20.
Stewart: Cerebrospinal Fluid, Its Source, Distribution and Circulation. Journ. of Neurol.
    a. Psychopathol. 1922. III. — Ders.: Americ. Journ. of Physiol. 58. 1921.
Stöhr, Ph. jun.: Die Nervenversorgung der zarten Hirn- und Rückenmarkshaut und
    der Gefäßgeflechte des Gehirns. L. R. Müller: „Die Lebensnerven". Berlin: Julius
    Springer 1924.
Straub: Über Genußgifte. Naturwissenschaften 1926. H. 48/49.
Tendeloo: Allgemeine Pathologie. Berlin: Julius Springer 1925.
Thomé: Pflügers Arch. f. d. ges. Physiol. 82. 1900.
Tigerstedt: Physiologie des Kreislaufs 3. 1922.
Triepel: Einführung in die Physik. Anatomie. 1902.
Vimtrup: Beiträge zur Anatomie der Capillaren. Zeitschr. f. d. ges. Anat. 65. 1922.
Weed: Studies on Cerebrospinal Fluid. Americ. Journ. of Med. Research 31. 1914.